看護ケアの質評価と改善

編集　一般社団法人 日本看護質評価改善機構

医学書院

一般社団法人 日本看護質評価改善機構のホームページ

http://www.nursing-qi.com
看護 QI システムの説明を動画で見ることができます.

看護ケアの質評価と改善
発　行　2022年 7月 1日　第1版第1刷©
　　　　2024年 8月 1日　第1版第2刷
編　集　一般社団法人　日本看護質評価改善機構
発行者　株式会社　医学書院
　　　　代表取締役　金原　俊
　　　　〒113-8719　東京都文京区本郷 1-28-23
　　　　電話　03-3817-5600(社内案内)
印刷・製本　横山印刷

ISBN978-4-260-04863-7

執筆者一覧

編集 **一般社団法人 日本看護質評価改善機構**

執筆

上泉 和子
青森県立保健大学名誉教授／一般社団法人 日本看護質評価改善機構代表理事

内布 敦子
敦賀市立看護大学教授・学長／一般社団法人 日本看護質評価改善機構副代表理事

坂下 玲子
兵庫県立大学教授・副学長／一般社団法人 日本看護質評価改善機構理事

鄭 佳紅
山梨県立大学教授／一般社団法人 日本看護質評価改善機構理事

村上 眞須美
青森県立保健大学教授／一般社団法人 日本看護質評価改善機構理事

新居 学
兵庫県立大学准教授／一般社団法人 日本看護質評価改善機構理事

真鍋 雅史
嘉悦大学教授／一般社団法人 日本看護質評価改善機構理事

賢見 卓也
株式会社トロップス代表取締役／一般社団法人 日本看護質評価改善機構理事

横田 裕美子
姫路赤十字病院看護師長

国本 景子
医療法人はぁとふる 運動器ケア しまだ病院前看護部長

小野 博史
兵庫県立大学准教授

中西 永子
兵庫県立大学助教

はしがき

1993年に，片田範子氏を研究班長に厚生省(当時)看護対策研究事業として，看護ケアの質とは何かという壮大な課題に取り組んだことが，研究活動，質評価事業，そして質改善につながる取り組みの出発点です。

「看護ケアの質の評価基準に関する研究」という課題のもと，看護ケアの質とは何か，看護ケアの質はどのように“測る”か，測定したデータをどのように“評価”するか，そして，2008年からは質の評価に基づきどのように“改善”に活かすか，看護ケアの質の向上に向けて発展的に取り組み，現在に至っています。研究の課題にあるように，私たちは“看護ケア”すなわち看護の実践の評価にこだわり，ブレずに取り組んできました。

研究の初期の段階で，看護ケアの質を測る6領域(患者への接近，内なる力を強める，家族の絆を強める，直接ケア，場をつくる，インシデントを防ぐ)と評価指標を導き出し，現在もこの6領域が看護ケアの質を構成する要素と評価の基本的な枠組みになっています。この評価の枠組みは開発以来28年の時を経ているものの，時代遅れの古ぼけた看護の枠組みではなく，看護ケアの根幹となる概念として活き活きとさらにその必要性を増していると強く感じます。日本看護質評価改善機構(以下，本機構)の評価は，構造評価，過程評価，アウトカム評価の3つの観点から総合的に評価をするものですが，過程評価，すなわち看護ケアの評価を行うことができるという点でほかに類を見ない評価ツールです。

改善に取り組むとなると，悪い部分を改めることや，足りない部分を補足するという，ネガティブな部分に焦点が当たることが多いように思います。しかしながら，改善に至る最初のステップで，自分たちの行っている看護ケアを新たな観点から見直すことによって，普段気が付かずに行っている優れた看護ケアや，患者に良い結果をもたらすことができた看護ケアなど，優れた部分に目を向けることができます。また，直接的な看護ケアの改善に資する可能性を持っているのが大きな特徴です。

ところで，優れた看護ケアとはどういうものか，優れた看護ケアが目に見える形になったとして，その普及の状況はどうなのか，結果的に看護の質は向上したのかという問いについては，まだ多くの課題が残っています。また，今あるものの“改善”にとどまらず，看護の研究的活動の成果として看護ケアの革新(Innovation)が起こっています。私たちは，“改善(Improvement)”と“革新(Innovation)”の双方に注意を払いながら看護ケアの質の向上に取り組んでいきたいと思います。

看護ケアの質を測り改善に活かすという歩みは，過去を振り返るだけではなく，将来に向けて実に多くの示唆を与えてくれます。『評価は過去のものに対して行われるものであって，未来を保証するものではない。しかし未来に向けた糧となる』といわれます。未来に向けて評価することは改善につながり，そして看護ケアの対象となる人々のアウトカム，すなわち，健康回復や満足におおいに貢献できると思っています。

この本を多くの方々に手に取っていただき，そして看護ケアの質の向上に少しでも役に立つことを願っています。

2022 年 6 月

一般社団法人 日本看護質評価改善機構　代表理事
上泉和子

目次

Contents

Chapter 3

看護ケアの質改善
—評価を改善につなげる 業務改善からケアの改善へ

評価項目一覧

Chapter 1

看護ケアの質評価と改善活動の動向・改善への取り組み

A 質評価と改善活動の動向

1 米国を中心とした質評価と改善の歴史的変遷

質評価と改善の歴史的な動向は，アンダーウッド，P. R(Underwood, P.R.)によれば，3 つの時代に分類されている(**表 1-1**)。

❶初期：質の評価の時代

質評価の初期である看護ケアの質の向上への取り組みは，近代看護の創始者であるナイチンゲール, F. の時代にさかのぼり，①基準(Standard)を看護に導入すること，②実施した看護を基準に照らし合わせること，③変化をもたらす行動をおこすこととして，**基準**や**クライテリア**(Criteria)という質の評価のうえで中心的な概念に言及している〔アンダーウッド. /勝原(訳). (1996)〕。1859 年の『看護覚え書き』(ナイチンゲール, F.)では，環境調整や寝具，食事内容などの構造基準のアウトラインを記していた。医療や看護の標準化，すなわち基準やガイドラインの標準を策定し，スタンダードを用いた「評価」は主に医療組織内での**自己評価**が中心であった。それから約 100 年後 1952 年に，JC(Joint Commission)の前身である JCAH(Joint Commission on Accreditation of Hospital)が病院の質を改善するという目標をもって創設されることで，第三者機関による組織的医療の質の評価が飛躍的に拡大した。この段階では，スタッフの組織や記録，物理的環境などの構造評価が中心であった。

❷質の保証の時代

1960 年代になると，米国では保険との関連から，医療の対象者やステークホルダーに対して，質を「保証」する必要性が高まり，質を評価する時代から「質の保証」の段階へと入った。しかし，わが国では，米国と保険制度が異なることから，「質の保証」への取り組みは進展しなかった。

ドナベディアン, A.(Donabedian, A.)が，医療の質は**構造** Structure，**過程** Process,

表 1-1　質の評価と改善の歴史的な動向

- **質の評価の時代**
  ナイチンゲール～1960 年代
- **質の保証(Quality Assurance)の時代**
  1960～1980 年代
- **継続的質改善(Continuous Quality Improvement)の時代**
  1990 年代

アウトカム(**結果**)Outcomeの3つの側面で評価すること(Donabedian, 1966)と提唱して以来，現在に至るまでこれらの3つの側面から質を評価することが拡大し浸透してきた。

看護の質の評価も同様であり，構造は施設・備品・マンパワー・予算など，過程はケアそのもの，アウトカムは患者の健康度・安楽度・満足度などで示され〔Donabedian. (1968)/勝原. (1995)〕，3つの側面からの質の評価は，現在も質評価の基本概念となっている。臨床指標の開発とともに，第三者による組織的質評価が開始され，医療や看護の質の高い提供への期待の高まりとともに，質にかかわるエビデンス研究，アウトカム研究，制度・政策的研究などへの関心が高まり，多くの研究が行われるようになった。1986年JCAHO(Joint Commission on Accereditation of Healthcare Organization)は「変化へのアジェンダ(the Agenda for Change)」による，質の高い医療へと変革するための研究計画をスタートし，過去に起こったことへの遡及的評価から，将来に向けて質を改善する方向への舵をきった。

❸継続的質改善(CQI)の時代

1990年代には，評価してその結果をステークホルダーに示すだけではなく，さらなる高みを目指して継続して改善していかなければならないとの考えから，「継続的質改善の時代」となり，現在に至っている。この継続的質改善の考え方には，日本の産業界で行われていた**TQC**(Total Quality Control：**全社的品質管理**)活動が大きく影響していたといわれている。日本が世界で急速に発展した要因となったのが絶え間ない質改善への努力であることが紹介され，医療の世界に**継続的質改善**(**CQI**：Continuous Quality Improvement)という概念が導入されていった。

改善活動は第二次世界大戦後，1950年代に米国のデミング, W.E.(Deming, W.E., 1900～1993)が品質管理に関するデミングサイクルを提唱し，優れた品質管理を実施している企業や工場に対して表彰を行う，デミング賞が創設されたことに端を発している。1960年代になると，わが国で展開された“QCサークル活動”といわれる小集団活動が品質管理の方法として盛んに米国で用いられるようになった。

QCサークルは，職場の第一線で活動する人たちが，小集団を組織して，職場改善に取り組むことで，自分たちの身近な問題や課題をみつけ改善していくというものである。この活動はわが国の製品の品質と生産性の飛躍的な向上に貢献した。そしてこの活動は瞬く間に全国に広がり，1970年代になると，TQCの導入に発展した。この後，バブル経済の崩壊によってTQC活動は下火になるが，1996年に**TQM**(Total Quality Management：**総合的品質管理**)と名称を変更し，良い点を活かしながら現在も改善活動に用いられている。

保健医療分野での改善活動は，米国において日本で開発された小集団活動が医療機関に導入され，医療の改善活動が開始された。わが国の保健医療機関にはその後，逆輸入される形となった。

工場や企業において始まったTQMは，保健医療の世界では，目に見えない品質や生産性をどのように考えるかに，導入の大きなハードルがあった。しかし1999年に起こった患者を取り違えたまま手術を行ったという医療事故は社会的問題にも発展し，国民の医療安全への関心が急激に高まった。医療者にとっては，このことにどう応えるか，安心安全の医療を提供する責任をどう評価し保証するかが課題となり，質の可視化，指標開発，などの研究活動とともに，改善への取り組みが活発になった。

ここまで質評価，保証，改善へと動向を延べてきたが，**①持続可能であること**，**②マネジメント体制があること**，**③質の可視化を目指す**，**④ステークホルダーへの還元**，などが継続的質改善(CQI)の要素である。

2 わが国における質評価と改善への取り組みの動向

❶制度上の整備から労働環境，労働の質の改善へ

高橋によれば，第二次世界大戦後，1950年の初めにかけて，看護教育の水準を提示すること，看護教員数の基準設定(医療監視の開始)，看護職員の資格要件の設定(国家試験)，学校養成所の指定基準の制定(認可制度)，看護サービス提供の基準設定(看護料の制定)，高等教育化(大学教育の開始)など，看護教育の水準の向上，看護サービス提供の基準制定といった制度上の整備が行われた(高橋，1996，pp.10-15)。

1960年代は二・八闘争にみられる，看護職の労働環境の改善への取り組みが行われるようになった。1980年代になると，看護師不足を背景に，“看護業務のスリム化”を旗印に，看護業務の効率化に関連する看護業務改善に注目が集まることとなった。そして看護業務の改善は，2019年に看護の働き方改革に伴う労働の質の改善に引き継がれた。

❷構造の評価と改善への取り組み

改善への取り組みはまずは構造評価から改善につなげる方法がとられた。1987年に日本看護協会出版会から『病院看護の機能評価マニュアル』が，また1993年に『新・病院看護機能評価マニュアル(ナーシング・マネジメント・ブックス)』が出版され，構造評価を中心とした基準を活用した自己評価型の評価が始まった。構造を構成する要素は目に見えるものであり，改善に取り組む場合も比較的容易であることから，早期から構造の改善への取り組みが行われてきた。また，看護師不足という社会的課題の解決に向け，“看護業務のスリム化”を合言葉に，看護業務の改善への取り組みが広まった。

1995年に日本看護協会は，全ての看護職に共通の看護実践の要求レベルと看護職の責務を示す「看護業務基準」を作成した。これは，2006(平成18)年，2016(平成

28)年，2021(令和3)年に改定されて現在に至っている。この看護業務基準は，看護実践の質を評価し改善を目指すにあたって，看護実践すなわち過程評価に目を向ける機会となった。

❸研究としての質への取り組みと第三者評価のスタート

1990年代には，病院医療の質の研究，看護ケアの質評価基準に関する研究など，研究としての取り組みがスタートし，また，組織的な機関による第三者評価の基盤作りが始まった。1993年には，米国のJCAHOにならった第三者評価機関による「病院機能評価スタンダード」が作成された。これらの研究的取り組みは，1995年に財団法人日本医療機能評価機構[1)]の設立へとつながり，試行評価を経て1997年から本格的な病院の第三者評価機関としての訪問審査が始まった。このなかで，看護は病院機能の1つとして含められ，評価がスタートした。

また，1999年に起こった医療事故を発端に，安心・安全の医療・看護の提供と保証，安全管理に注目が集まるようになり，安全の観点から質の高い看護を目指した改善活動が盛んに行われた。

看護ケアの評価に目を向けてみると，看護実践というパフォーマンスそのものを測ることの難しさから，直接的に看護ケアを測る，いわゆる「過程」の評価よりも，「構造」や「アウトカム(結果)」から評価する方法がなお，一般的だったといえる。

2003〜2004年度には「看護情報の活用を通した看護の質の向上に関する研究」(研究代表者：菅田勝也)が実施され，看護サービスの質評価のために有害事象発生率や患者の経験に基づく指標を用いた研究が行われた。現在では，NQI看護質指標研究会(看護サービスのベンチマーキング)として，看護実践の質改善活動に有用なベンチマークの提示，看護の質に特異的な評価方法の開発などに取り組んでいる。

また，2012年に日本看護協会に，「労働と看護の質評価指標」検討のための特別委員会が設置され，評価指標の策定・試行を経て，2015年度から「労働と看護の質向上のためのデータベース(DiNQL)事業」が本格実施された。DiNQLのデータ項目は，13カテゴリー189項目となっている(**表1-2**，2024年時点)。

❹本機構(一般社団法人日本看護質評価改善機構)の設立まで

1987年に発足した看護QA研究班(代表：南裕子)は，看護の質評価研究において先駆的な活動をスタートさせ，現在の看護質評価改善機構の活動の先駆けとなった。また，1993年度からは，「看護ケアの質の評価基準に関する研究」(厚生科学研究主任研究者：片田範子，看護QI研究会)により，看護ケアの質を構成する6つの領域〔**患者への接近**，**内なる力を強める**，**家族(重要他者)の絆を強める**，**直接ケア**，**場を**

1) 2011年に公益財団法人に移行している。

表 1-2　労働と看護の質向上のためのデータベース(DiNQL)事業におけるデータ項目(2024 年度版)

カテゴリ	項目数	カテゴリ	項目数	カテゴリ	項目数	カテゴリ	項目数
病院・病棟の基礎情報	32	患者像・看護職の労働状況	28	診療報酬の算定状況	38	褥瘡ケアの取組み	10
感染対策の取組み	8	転倒・転落防止の取組み	6	医療安全の取組み	8	身体的拘束の状況	2
入退院支援・外来の状況	14	精神病床の状況	11	参加病棟の状況	14	小児病棟の状況	5
周術期看護の状況	13						

[出典] 日本看護協会. 労働と看護の質向上のためのデータベース(DiNQL)事業　DiNQL データ項目. (https://www.nurse.or.jp/nursing/database/index.html)(検索日 2024 年 7 月 12 日)

つくる, **インシデントを防ぐ**〕が特定され(23 頁, **図 1-4**), **構造**, **過程**, **アウトカム**の 3 つの側面から第三者が評価する方法が開発された。その後, 自己評価ツールの開発および汎用化を図り, 2003 年からは Web 版での自己評価型評価を始めた。看護 QI 研究会は, 2014 年 2 月に法人化し,「一般社団法人日本看護質評価改善機構」を設立し, 評価事業を看護 QI 研究会から引き継ぎ, 実施している。現在では, インターネットを用いた看護ケアの質評価・改善システム(看護 QI システム)として運用している(http://www.nursing-qi.com)。さらに, このシステムでは, 評価のみならず, 評価結果を分析したうえで結果を返却し, 改善への取り組みにつながるように仕組みづくりを行っている。この評価は, 一般病棟の看護ケアの質を評価することに焦点を当てて開発されているため, 全ての部署における評価が可能となっているわけではないが, 施設を越えて, 同じ指標を用いた総合的な評価を可能とした。

B　質の評価・改善の概念とその方法

前項では, 医療や看護の質の評価や改善にかかわる米国やわが国の動向をまとめてきたが, 長年にわたって取り組まれてきた, “質を測る” こと, あるいは “組織的に質を改善すること” の基盤となる考え方あるいは概念を整理してみたい。

1 量と質

❶ “より良い看護”へのアプローチとしての量的側面，質的側面

そもそも“量”と“質”とは何なのか，そしてその関係はどうなっているのか。1980年代になると，医療・看護の“質”についての議論が活発になった。社会では「量から質への転換」「質の時代」などのキーワードのもと，企業を中心とした質向上への取り組みが盛んに行われるようになり，“改善”活動として，世界的に医療の世界での取り組みへとつながっていく。

高橋は，『看護の「質評価」をめぐる基礎知識(1996)』の巻頭言で，「『看護の質・量』の潮流をめぐって」と題し，「評価や改善への取り組みが盛んに議論されるようになり，質向上に向けての取り組みが盛んになることは歓迎するものであるが，わが国では第二次世界大戦後から，基準看護や入院基本料などの診療報酬上の看護職人員制度の改革や，看護基礎教育の制度改革や高等教育化など，これら全てがより良い看護を目指して取り組まれてきたことに相違ない」と述べている。そして，「『質評価』『質改善』の名のもとに行われる取り組みは，全く新しい課題と概念ではなく，いっそう厳密な，学術的，中立的，公平的な評価方法を開発し，それに適した改善を支援するシステムの確立を促す時代へと進んできたのだととらえて取り組んでいけば良いのではないだろうか」と記している。

“質”と“量”は，より良い看護を目指したアプローチとして，両側面から体系的に取り組むものであると考える。

❷量と質の関係

では，量と質には厳密な違いがあるのだろうか。そもそも“量”と“質”は明確には区別できないともいわれ，量質転化の法則では，「量的な変化が質的な変化をもたらし，また質的な変化が量的な変化をもたらす」(三浦, 1968, p.212)とされている。三浦は物質の量質転化を中心に述べているが，「集団力の発生」として，「個人が思い思いに活動してもできないが，集団を作って組織的にやればできるという事実も量質転化の1つの在り方です」(三浦, 1968, p.213)と述べている。看護の世界ではこうした集団力としての量から質への転化はおおいに活用しているところである。

1つの例を示すと，腫瘍の骨転移によって全身に痛みがある患者に，看護師1人で体位変換を行うことで痛みが増強する場合，同じやり方で回数を増していってもアウトカムは改善されないことが予想される。この痛みのある患者の体位変換を，複数で実施することができれば，痛みを生じさせることのない体位変換が可能となり，体位変換の質が変化することになる。このことは，アウトカムとして患者の体位変換による痛みの軽減が図られることにつながる。また，患者にとって良い結果をもたらす看

護が実践されることは，看護を提供する看護職にとっても嬉しいことであるため，実施回数が増えるという量的変化が生じることもある。すなわち，**量と質はより良い看護とする車の両輪**であるといえる。

❸なぜ“質”が注目されたか

では，なぜ“質”を問うことが注目されたか。その背景には，社会的に“患者の権利”“対象者への説明責任”などへの関心が高まったことがあると考えられる。また，それに応える専門職としての責任が注目されたことも要因の一つと思われる。より良い看護の実践のために，看護ケアは患者の回復にどのように貢献しているのか，看護ケアに患者は満足しているのか，看護職はどのような看護ケアを提供しているのかなど，ある一定の枠組みと基準をもって測り“示すこと”への期待が高まったことが，質への注目が集まった所以であろう。

看護職員数などの構造指標としての量の側面は，数値で表現されることから簡便かつ比較的容易に測ることができる。一方，看護職が実際に行っている看護を直接的に測る方法は個別的であり，限定的であるといわれ，加えて看護ケアを測る妥当な量的指標が未開発であったことから，結果的に，妥当かつ信頼のおける“質”の側面からの評価へと注目が集まるようになった。

ケアリングの概念では，**ケア**とは，人間対人間の関係性を主軸に，**ケアする人とケアされる人の相互関係によって，双方が成長していくこと**としている。患者の側は回復や安寧にむかい，また看護師の側はこうした相互作用を通して成長するという関係性を意味している。患者と看護師という1対1の相互作用が看護ケアの核となるわけで，看護師が交代しても，また何人の看護師がかかわったとしても，基本は看護職と患者との相互作用という個別の関係を土台として看護ケアが行われる。

では，そのような看護ケアの質を測ることはどのようにして可能となるのだろうか。

2 Art and Science（技と科学）

❶ Art and Science とは

前述したようにケアリングの考え方によれば，看護実践は本来，患者–看護師関係により成り立つものであって，1対1の患者–看護師間の相互作用が看護ケアの核となる。となれば，ケアを提供する対象は個別的であり，看護ケア提供者もまた，“個”の特質，すなわち“Art”といわれる1人ひとりのもつ技が影響する。となれば患者–看護師関係は千差万別で，“測る”ことは至難の業となる。

一方，看護実践は“**Art and Science**”であって，1人ひとりの看護職がもつ技は科学的根拠に裏付けられた技であるといわれている。実践は人がもつ技であり，すなわち個別のものであるが，科学(Science)に裏付けられて“Art”とよぶにふさわしい技となる。看護ケアを測定可能にするのは，“Science”があるからである。

❷科学に裏付けられた看護(Nursing is an Art based on Science)

たとえば自動車を一定の品質をもって生産するためには，一定の品質をもった組み立て機械を製作し用いることで，品質を一定にして保証することが可能になる。しかし看護の世界ではケアを提供する看護職は人であり，また，多くの看護職がかかわるため，一定の質で同じ内容の看護ケアを提供し続けることは困難である。看護ケアの実践を24時間，365日，四六時中モニターすることは，できないわけではないかもしれないが，膨大な時間と労力が必要となり，さらに看護ケアが1対1の関係で完結するものではないことを考慮すると，このような労力をかけて観察し，質を測定する方法は現実的ではない。

看護実践の“**Science**”の部分に焦点を当ててみると，看護ケアは科学的知識に裏付けられた看護実践であることが，看護ケアの質を評価することにつながる重要なポイントとなる。なぜそのようなケアの方法を選択をしたのか，根拠をもって実施しているかどうか，決まりや指示に従って看護ケアを行うだけでなく対象者の状態や変化をふまえて判断しているかどうか，など，“根拠”をもって実施しているかが看護の質を左右すると考える。

❸評価指標としての可視化への道

科学に裏付けられた看護を“**測る**”ために，本機構では多くの研究をもとに，可視化できる評価指標の開発を目指して取り組んできた。詳細は別章(Chapter 2)で述べるとして，測るための指標とは，次のようにまとめられる。

(1)看護実践に際し根拠に基づく判断をしているか

(2)汎用性のある代表となる看護ケアを抽出する：個別の特性のなかから共通した要素を抽出することで，汎用性のある要素を抽出する

(3)ケアの受け手，ケアの提供者，第三者の視点から総合的に判断する

(4)構造，過程，アウトカム(結果)の領域から総合的な評価をする

3 マネジメント

マネジメントの観点から，質評価改善の基盤となっている考え方を，①サービス，②デミングサイクル(PDCA サイクル)，③組織学習の観点からまとめてみる。

❶サービス業としての医療・看護

質を保証するためには，「保証すべきものが何で，誰に対して保証するかが決まら

なければ実行できない。すなわち顧客やサービスの内容をはっきりさせておく必要がある」と述べられており(飯田ほか，2005)，医療も看護も質を保証していくにあたって，これらの定義を明確にする必要がある。

かつて「サービス」といえば，無償で提供されるおまけのようなものとしてとらえられ，医療がサービス業であることに抵抗がみられた。広辞苑第七版では「奉仕。他人のために尽力すること」などに加え，「物質的生産過程以外で機能する労働。用役」としている。すなわちサービスとは人による活動そのものであって，その特質は，①**無形性**：形がないものであってストックできない，サンプルを示すことができない，販売はできるが所有権は移動しない，②**生産と消費の同時性**：サービスは生産される場所で消費されること，顧客と接するだけでなく，社会的な相互作用をしなければならないこと，③**異質性**：サービスは均質ではないこと，④**結果と過程の等価的重要性**：結果のみならず過程が重要であること〔Norman. (1991)/近藤. (1993), 近藤, 1995〕と述べられている。

顧客とサービス提供者との間で提供される相互作用を，ノーマン, R.(Norman, R.)は“真実の瞬間”〔Norman. (1991)/近藤. (1993), p.28〕とよんでいる。すなわち，看護実践の第一線で行われる**患者–看護師間の相互作用**こそが，サービスの重要な評価の要素となり，**過程を評価することの重要性**がここにある。

また，相互作用を核とするサービスマネジメントにおいては，顧客はサービスの消費者であると同時に，サービスの生産者の両方の役割をもつと述べている。看護ケアにおいて，患者は自分の抱える問題，期待や思いなどを表明すること，症状を伝えること，また提供された看護ケアに対して意見や感想を述べること，看護師や医師の処方や指示に従うなどの行為によって，相互作用に参画していることといえる。これらの相互作用から良い循環が生まれることが，品質の向上や発展につながるといわれ，看護ケアの質評価においても患者の参画が質を評価する視点の1つとなる。

❷デミングサイクル(PDCA サイクル)

質の評価，改善のシステムの基盤となるのは，1950年代に米国のデミング，W. E.(Deming, W.E.)によって提唱された“**デミングサイクル**”である。デミングサイクルは，**PDCA サイクル**ともいわれ，生産性向上のため，**Plan，Do，Check，Act**の4つの段階を順に踏むことによる，生産管理，品質管理のためのシステムである。デミングはこのサイクルを進めることに加え，統計的手法を合わせて活用することを説明している。

このプロセスについては様々な議論があるが，質改善への取り組みの基盤となる考えであることには変わりはない。現在では，「Check」という表現は，単に基準と照らしてチェックするだけでそこからの発展につながらないととらえられ，1990年代からはCheckに代わって「Study」という表現を用い，何かを学ぶことの意味が加えられた。PDCA サイクルは，クオリティーマネジメント(QM：Quality Management)として管理(マネジメント)の基盤概念となっている。このプロセスの詳細は Chapter 3(72 頁)でも詳しく述べる。

❸組織学習

看護ケアの質を評価するとは，患者-看護師関係の 1 つひとつを評価し組織としての総和をもって，ある組織の看護ケアの質としているわけではなく，代表的な行為や指標をもって，組織としての看護を評価していることにほかならない。看護ケアの質は患者と看護職との相互作用から生まれる個別の要素でありながら，組織の看護ケアの質として結果が生じていく，すなわち「個」の質から「組織」の質へと変換されていくプロセスにはどんなメカニズムがあるのだろうか。

このことに示唆を与えてくれるのが，「**組織開発**」や「**組織学習**」の考え方である。安藤は，組織学習を，「組織と個人を内包するシステム全体における組織ルーティンの変化」と定義している(安藤，2019，p.24)。そして組織に包含される**個人の認知の変化に加えて，行動の変化も含む組織ルーティンに変化がみられる**ことが，組織学習の成立としている。また，組織は，「知識の獲得⇒情報の分配(移転)⇒情報の解釈⇒組織」の記憶のサイクルを描くととらえられている。

組織学習論はほかに多くのサブ概念を包含するものであり，ここで詳細を説明することは避けるが，患者-看護師関係を核とするケアの成り立ちから，組織としての質を測ることへの根拠を示してくれる。また，組織学習の研究成果は，効果的な改善(介入)を企画し，実践し，期待する結果をもたらすプロセスに，多くの示唆を与えてくれる。

4 質評価の方法論

医療における質評価のシステムの開発には，ドナベディアン, A. の貢献が大きい。質評価のための基本的な方法論として，「**構造** Structure」「**過程** Process」「**アウトカム** Outcome」の 3 つの観点からの評価の枠組みを提唱し，多くがこの観点を導入することになり，方法論としての確立に貢献した。この方法論は多くの研究成果から，医療の評価に妥当な指標の開発にも貢献している。

次に看護の質の評価についての具体的な方法論について述べる。

❶看護の質は誰が評価するか

看護がケア提供の対象者との相互作用であることから，次のような観点からの評価の方法がある。

●患者・利用者・家族などのケアの受け手からの評価

この視点の評価では，患者満足度，コンプライアンス，健康回復感，再受診希望，他者への紹介などの指標が用いられているが，最も多いのは，患者満足度を指標とした評価である。

専門職が提供するサービスの内容は専門的なものであり，患者，利用者，家族が提供された医療や看護の内容や技術が適切だったかどうかなど評価するのはそもそも困難であり，サービスを受けた結果として，健康回復感や満足感で評価することが一般的となる。

●自己評価

自己評価は，サービス提供者自身が，自分たちが提供したサービスを評価する方法である。この視点による評価は，自己に甘く評価される傾向があり，妥当性，信頼性，客観性に欠けるともいわれる。

●第三者評価

第三者評価は，サービスを受けた人でもなく，提供者でもない，第三者による評価であり，外部団体による評価が実施されている。この方法は，評価の専門性を要求されるが，自己評価より客観性において優位であるといわれている。また，同じ基準で評価できることもメリットである。その他，基準の設定，質評価サーベイ，モニタリング，意思決定，などが第三者評価の役割として挙げられている。

その他，保険支払い側の視点からの評価もあるが，これは診療報酬の観点から診療，看護等の適切性を評価するものである。

❷どのような単位で看護の質を測るのが妥当か

看護ケアは，患者-看護師の相互作用が核となる一方で，この単位で質を測ることは物理的に難しいことも述べてきた。そこで，看護の質の評価では，“**Unit Base（看護単位別）**”の評価が推奨されている。Unit という単位であることにより，対象である患者の類似性により，提供される医療や看護の類似性が一定程度確保されること，看護単位の専門性から，看護ケアの統一性や看護職の熟練などが確保されること，さらに課題解決の迅速性，改善への取り組みに結びつけることが可能であること，などが Unit Base を推奨する理由である。

❸評価のための 3 つの側面

看護の質の評価の側面は，ドナベディアンが述べる，構造，過程，アウトカムの3つの側面から評価することが一般的となっている。しかし，1つの評価システムがこれらの3つの側面全てを含んでいるとは限らない。数値として示すことが比較的簡便な構造指標のみで評価する方法もある。また，3つの側面の評価項目がそれぞれ設定されているものの，評価の重みにばらつきがみられるものもある。

これらの3つの側面は相互に関係しあっており，一側面だけからの判断には偏りが生じる可能性もある。そのため，看護QIシステムでは，これら3つの側面から総合的に評価する方法をとっている。

❹評価指標の設定

どのような評価指標を用いるかは重要な観点であり，多くの研究成果を用いて根拠のある指標開発が行われてきた。本評価指標の開発の詳細はChapter 2で述べる。

❺継続的な質評価と改善

質の評価は，1度行ったからそれで終わりというものではなく，継続的に質評価と改善に取り組むことが必要であるとの考え方が浸透している。看護QIシステムを用いた評価結果は，データとともにリコメンデーションがフィードバックされる。評価データには，当年と過去2年分，合計3か年分の評価結果が示されるようになっており，変化を確認することができるとともに，改善の取り組みの成果を検討する1つのデータとなる。

継続的質改善への取り組みを行うために，質管理のためのマネジメント体制を整備することが期待される。

C 看護の質を評価するとは

1 看護の質 Quality of Nursing Care とは何か

質とは，「物がそれとして存在するあり方」(広辞苑第七版)であり，英語のQualityは，「質，特質」に加えて，「良質であること，上等の」という意味も含まれている。

ドナベディアンは，「医療の質は，医療が様々な程度で備える性質である」とし〔Donabedian. (1980)/東. (2007)，p.1〕，医療を構成する技術的なもの，対人関係，アメニティなど様々なものを含めて「すべての医療の過程の部分から期待される損失と利益の予測を考慮したうえで，患者の全体的な福利を最大化するようなもの」としている〔Donabedian. (1980)/東. (2007)，p.4〕。

また，医療の質を構成する柱Pillarsとして，**効能** Efficacy，**有効性** Effectiveness，**効率** Efficiency，**最適性** Optimality，**容認性** Acceptability，**正当性** Legitimacy，**公平性** Equityの7つを挙げている(Donabedian，1990)。これを看護に適用すれば，看

護の質とは，看護の技術的側面，対人関係的側面，設備環境等を含めた全ての状況を考慮したうえで，ケアの対象者の利益(福利)を最大化するようなもの，そのために備えるものであり，効能，有効性などの7つの柱を基盤に，評価することができる。しかし，日本において「看護の質」の定義はあまり明確にされておらず，看護の質を定義している文献に共通点が見当たらなかったという報告もある(塚越，2000)。「看護の質」の明確な定義は，今後の課題ともいえるが，現時点では，ドナベディアンの考え方を前提に，看護の質をとらえておきたい。

2 質の評価と質の指標 Quality Indicator

看護の質を評価する方法として，古くから用いられている概念は，**基準** standardを設定することであり，ナイチンゲール,F.が最初に基準を用いたとされている〔アンダーウッド./勝原(訳). (1996)〕。そして，「1960年代の後半までは，もしある状況が整えば，良いケアが提供されるだろうという構造基準を基盤」〔アンダーウッド./勝原(訳). (1996)，p.31〕にされていた。その後，米国では「質保証」の考え方が普及し，そのなかでモニタリングのために**インディケータ** Indicator(**指標**)を明らかにすることになった。このインディケータとは，「かなり明確で測定可能なケアに関連した変数のことで，質の改善に潜んでいる問題に直接目を向けたもの」〔アンダーウッド./勝原(訳). (1996)，p.33〕である。

現在では，看護の質評価は，質保証から質改善の継続的な取り組みのために用いられるようになってきたが，いずれにしても，「**明確で測定可能な変数**」が不可欠であり，その変数を特定し，その値を明らかにすることが大きな課題となっている。

3 看護の質に敏感に反応する指標 Nursing-Sensitive Indicators

米国における看護の質に関する指標は，看護の労働力が患者の安全と質に及ぼす影響について明らかにすることを目的に洗練されてきた。看護の質を表す指標として最初に特定されたのは，21項目であり，これらは，急性期ケア領域において専門的看護サービスの有用性およびその質に関して，関連性の強いものや理論的に関連のある指標が挙げられた(**表 1-3**)〔アメリカ看護婦協会編. (1995)/菅田ほか. (2001)〕。

しかし，これらの21項目は，この当時の米国においても実際には，データとして入手することが困難なものも多く，これらの全ての指標を用いて看護ケアの質を評価することができてはいなかった。その後，ANA(American Nurse Association：アメリカ看護師協会)ではこれらの指標に関する定義や手引きを明らかにし，また，調査研究を主導してきた。プレスコット，P. A.による文献研究では，看護ケアの質が影響する患者アウトカムとして，「身体機能の状況」「患者満足度」「生活の質」「退院計

表 1-3　米国で看護の質を表す指標として最初に特定された項目(急性期ケア看護の質指標)

ケアの構造指標—看護人員配置パターン	ケアの過程指標	患者に焦点を合わせたアウトカム指標
・全看護職員に占める看護師の割合 看護職員(看護師，准看護師，看護補助者など)の構成割合は患者アウトカムに影響を及ぼすという研究結果は多いが，望ましい構成割合を規定するのは困難。 **・看護師の資質・資格** 看護師の経験や教育歴と患者アウトカムを関連付ける報告があるが直接的ではない。 **・患者対全看護職員数比** 患者１人あたりの看護職員数は患者アウトカムと関連しているという研究がある一方で，影響はないという研究結果もある。 **・患者１人あたりのケア合計時間** 患者１人あたりに提供される直接ケアの合計時間は看護職員配置の適切さを示す尺度であり，質の指標であるが，データは実際の労働時間を反映させる必要がある。 **・職員の勤務の継続性** 職員の勤務の継続性が低いとケアの継続性が妨げられ，ケアの質が悪い影響受ける可能性がある。データには看護職員の離職率・転職率，非常勤看護職員率などが含まれる。 **・看護師の超過勤務** 超過勤務時間が長くなるとケアの質の低下を招く可能性があるが，その関連について確証はまだない。 **・看護職員の受傷率** 直接的な尺度にはならないが，看護師の労働環境が危険であることは，同時に患者も危険にさらされているという代替尺度となる。	**・看護師の満足度** 看護師の職務満足度が高い施設は欠員・離職率が低く，質の高いケアを提供しているが，測定尺度は様々であり，統一されたデータはない。 **・患者ケアの必要要件のアセスメントと実施** 患者アセスメント，計画立案，正確かつタイムリーな介入，記録は，看護ケアの重要な要素であるが，それぞれが患者のアウトカムに及ぼす影響についての研究は少ない。 **・疼痛管理** 看護師は疼痛管理の中心的な役割を果たし，患者のアウトカムに強い影響を及ぼすが，データの入手は困難。 **・皮膚統合性の維持** 看護師は皮膚の統合性の維持への働きかけの中心的存在であり看護ケアの質を示す。 **・患者教育** 患者教育は看護ケアの優良さを表す代表的な指標であるが，看護全般に展開することは困難。 **・退院計画** 退院計画の適切さと患者アウトカムの関連についての研究は少ない。 **・患者の安全の保証** 患者の安全の保証は，「抑制のない環境」プログラムに沿った方法でどれだけ役割を果たしているのかを示すものであるが，データの入手は困難。 **・予定外の患者ケアニーズに対する迅速な対応** 予定外の患者ケアに適切に応じているかに関するデータの入手は困難。	**・死亡率** 一般的に死亡率は看護ケアの質に関連されるとされているが，ケースミックス(患者の状態・疾病群や重症度構成)により影響を受けるため，その調整法が困難である。 **・在院期間** 患者の在院期間は看護ケアの性質や量に強い関連があるとされているが，患者特性や診療形態などの様々な因子にも影響を受ける。 **・有害事象** 有害事象(誤薬，患者受傷)の発生は，看護ケアの有効性に理論的に強い関連があるが，患者特性にも強く関連しており，リスク調整が必要。 **・合併症** 入院患者の合併症(褥瘡，院内感染など)は，看護ケアの有効性に理論的に強い関連がある。しかし，複雑なリスク調整も必要。 **・看護ケアに対する患者・家族の満足度** 患者満足度は患者の意向や期待をどの程度満たしているかを反映するものとして重要であるが，看護ケアの質を真に反映しているとは限らない。 **・退院計画の順守** 退院計画に対する患者の理解度を高めることや身体的ケアの必要度などのアセスメントなどは看護師の重要な役割であるが，退院計画の順守と看護ケアの質との関連は明らかにされていない。また，再入院率，退院後の救急外来受診，予定外の受診についてもデータは十分でない。

[出典] アメリカ看護婦協会編(1995)，菅田勝也ほか訳(2001)．病院看護の通信簿(レポートカード)．日本看護協会出版会，をもとに作成

表 1-4　ANA の急性期ケアユニットにおける看護の質に敏感に反応する 10 指標

指標	指標の意味する内容
急性期ケアユニットにおける RN，LPN および無資格職員混合状態(Mix of RNs, LPNs, and Unlicensed Staff Caring for Patients in Acute Care Settings)	全職員の合計看護提供時間のうち，有資格者の看護提供時間の割合
患者 1 人における 1 日あたりの看護提供時間 (Total Nursing Care Hours Provided per Patient Day)	患者 1 人あたりの直接看護提供時間
褥瘡発生率(Pressure Ulcers)	ステージⅠ～Ⅳの褥瘡発生率
転倒発生率(Patient Falls)	患者 1,000 人あたりの転倒による受傷患者数
疼痛管理に対する患者満足度 (Patient Satisfaction with Pain Management)	疼痛管理に対するスケールに基づいた患者満足度
患者教育に対する患者満足度 (Patient Satisfaction with Educational Information)	患者への教育活動に対するスケールに基づいた患者満足度
全体的なケアに対する患者満足度 (Patient Satisfaction with Overall Care)	入院中の全体的なケアに対する患者満足度
看護に対する患者満足度(Patient Satisfaction with Nursing Care)	入院中の看護に対する患者満足度
院内感染発生率(Nosocomial Infection Rate)	患者 1,000 人あたりの院内感染発生率
看護師の職務満足度(Nurse Staff Satisfaction)	看護師の職務満足度

[出典] RELIAS MEDIA(1999). 10 ANA quality indicators for acute care settings.（https://www.reliasmedia.com/articles/54117-10-ana-quality-indicators-for-acute-care-settings)(検索日：2022 年 5 月 10 日)をもとに作成

画の効果」「患者の知識/療養態度」「合併症」が示されている(Prescott，1993)。1999 年には，ANA は，急性期ケアユニットにおいて看護の質に敏感に反応する 10 の指標を提示し(**表 1-4**)(ANA, 1999)，NDNQI®(the National Database of Nursing Quality Indicators®)という看護の質指標に関するデータベースを構築している(Montalvo, 2007)。

そしてこの NDNQI®は，2001 年からは，カンザス大学が引き継ぎ，現在では，Press Ganey(民間組織)による運用が行われ，2,000 以上の病院からのデータ提供を受けている(2021 年時点)。開始当初，構造およびアウトカム指標が中心であったが，現在の指標は，構造，過程，アウトカムの 3 つの側面で示されている(**表 1-5**)。

看護に敏感に反応する指標について，1997 年から 2017 年のシステマティックレビューによると，特定された 3,633 件の文献のうち適格条件を満たした 39 件が検討され，患者死亡率，蘇生の失敗，看護師の仕事の満足度，看護師の燃え尽き症候群(バーンアウト)，院内感染(肺炎，創傷感染，術後・治療後感染)，褥瘡，誤薬が，看護ケアを鋭敏に反映する指標として報告された(Oner, et al., 2020)。

表 1-5 NDNQI®の看護の質に敏感に反応する指標

		構造	過程	アウトカム
人員配置指標	患者 1 人あたりの看護提供時間*	✓		
	看護師(RN)の学歴/専門分野の認定	✓		
	スキルミックス(RN, LPN/LVN, UAP)*	✓		
	離職率	✓		
	救急部門, 手術室, 周産期ユニットにおける看護提供時間	✓		
	救急部門, 手術室, 周産期ユニットにおけるスキルミックス	✓		
質の指標	転倒*		✓	✓
	傷害を伴う転倒*		✓	✓
	褥瘡有病率*		✓	✓
	院内感染(尿路カテーテル関連感染, 中心静脈カテーテル関連感染, 人工呼吸器関連感染, 人工呼吸器イベント)			✓
	精神的身体的性的暴行			✓
	身体拘束*		✓	
	小児患者の末梢血管輸液の血管外への漏出			✓
	小児患者の痛みアセスメントと介入, 再アセスメントサイクル		✓	
	歩行可能な環境における転倒			✓
	電子カルテから確認した褥瘡発生率		✓	✓
	再入院率			✓
	職務満足度調査(職務満足, 実践環境尺度*)		✓	✓

＊National Quality Forum(NQF)承認指標

[出典] Press Ganey ホームページ.(https://www.health-links.me/web/ndnqi.html)(検索日：2022 年 5 月 10 日)をもとに作成

米国では, NDNQI®, AHRQ(Agency for Health care Research and Quality；米国医療研究・品質庁), NQF(National Quality Forum；全米医療の質フォーラム)などをはじめ, 指標に基づいて患者アウトカムや看護に関するデータが蓄積・分析されている。看護の質指標に関する文献も増加しており, 日本においても共通の指標に基づくデータの蓄積と分析結果の公表を推進する必要がある。

D 日本看護質評価改善機構 (JINQI : Japan Institute for Nursing Quality Improvement) の取り組み

1 日本看護質評価改善機構(JINQI)は何をするところ？

本機構の中心的な事業は，**看護の質を評価しフィードバックすること**である。さらに，①看護の質評価指標開発・研究事業，②看護の質評価，改善，相談事業，③看護の質に関する教育事業，④看護の質に関する普及事業，⑤看護の質に関する国際交流事業，⑥その他，前各号に掲げる事業に附帯または関連する事業，を行っている。以下に活動について紹介する。

❶看護の質評価指標開発・研究事業

指標の見直しや評価可能な看護の領域の拡大，看護の質の経済評価，人工知能による看護ケアテキストデータ分析，質改善推進担当者のコンピテンシー，などの研究を進めている。

❷看護の質評価，改善，相談事業

看護の質を評価する事業は本機構の中心的な事業で，看護QI研究会から引き継いだ「看護ケアの質 評価・改善システム(看護QIシステム)」を用いて実施している。

このシステムは，1993年に開始された看護ケアの質評価ツールを自己評価版に改変し，評価の受審者にインターネット上のサイトから直接評価項目(質問)に回答していただき，評価結果を病棟単位および病院単位でフィードバックするシステムである。

研究によって抽出された看護の質を決定する重要な要素ごとに評価項目が設定されており，「構造」「過程」「アウトカム」という質評価の概念枠組みを採用しているので，**分析の結果を「改善」につなぐ**ことができ，看護ケアの質を評価するだけではなく，質改善(QI：Quality Improvement)を強く意識したプログラムになっている。

❸看護の質に関する教育事業

教育事業では，評価結果を改善に結びつけるための研修会，質改善推進担当者のコンピテンシーについての研究，などを行っている。

❹看護の質に関する普及事業

看護の質を継続的に向上させていくため，質の評価や改善の普及は重要な取り組みである。本機構では，2019年から看護QIチャンピオンの表彰を開始し，質改善への取り組みを紹介していくこととした。これは日本看護質評価改善機構が行う「看護ケアの質 評価・改善システム」を用いた評価結果において，優れた評価結果であった病棟および団体を表彰するものである(http://www.nursing-qi.com/champion/)。第1回は2019年に3施設が，第2回は2021年9月に3施設が表彰された。第3回は2023年に表彰式を行う予定である。

❺看護の質に関する国際交流事業

これまで，NDNQI® Conference，ANCC National Magnet Conference®への参加，国際学会での研究発表などを通して，質の向上に関する交流を進めている。

2 看護ケアの質評価・改善システム(看護QIシステム)について

看護ケアの質評価・改善システム(看護QIシステム)は，看護ケアの質の改善を目的とした研究により開発したものである。病棟で提供されている看護ケアの質を自己評価し，見直してもらい，改善を具体的に行えるよう提言することによって，看護ケアの質の改善に貢献することを目的としている(**図1-1**)。

本システムでは，看護の質を，**3つの側面**(**構造** Structure，**過程** Process，**アウトカム** Outcome)と，**6つの領域**(**患者への接近，内なる力を強める，家族の絆を強める，直接ケア，場をつくる，インシデントを防ぐ**)で測定する。評価指標の詳細については，Chapter 2にて詳しく説明する。

入力されたデータは機構のデータベースに蓄積され，統計処理後，機構の担当者がケアの質についての結果と，質向上を目指した改善点についての報告書(リコメンデーション)を作成する。リコメンデーションは全体を確認する編集者によって確認後，受審施設にフィードバックする。

このリコメンデーションを用いて，病棟・病院で具体的に改善の検討をするなど看護ケアの質改善につなげるよう活用していただきたいと考えている。

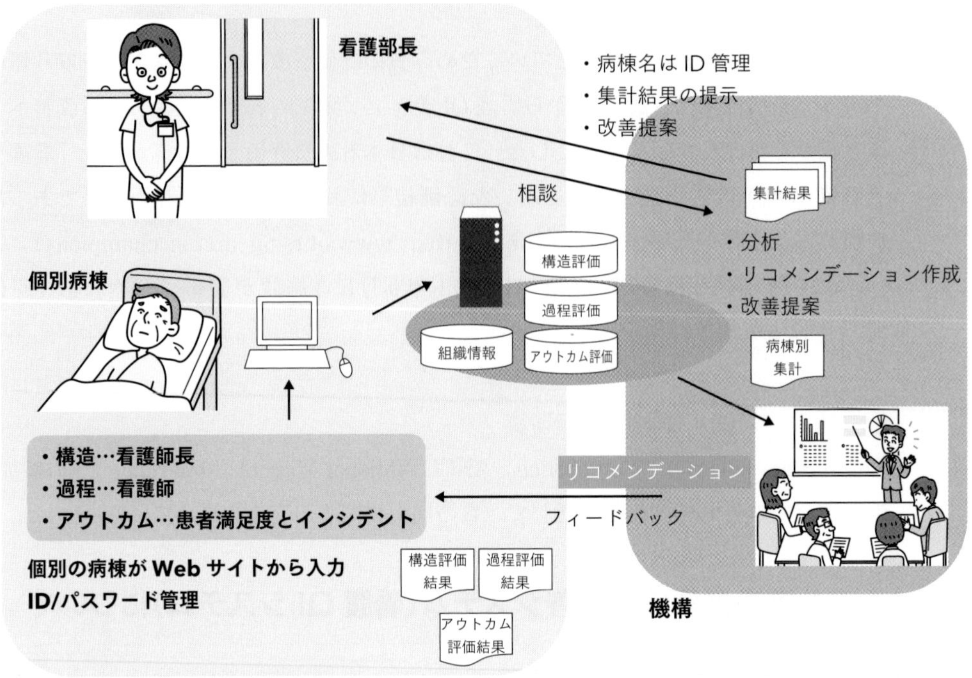

図 1-1　看護 QI システムの仕組み

3　評価の単位

評価の単位は，一般的には，病院，部門，看護単位，看護ケア単位など様々である。

本システムによる評価は，基本的に看護単位(病棟)ごとに行っており，Unit Base評価である。求められる看護ケアの質は看護単位によって異なること，改善すべき事柄もまた看護単位によって様々であることなどから，看護単位の評価を基本とした。「基本とする」としているのは，評価のデータを入力する単位は看護単位としているからであるが，看護部には受審した看護単位のリコメンデーションを返送しており，看護部を単位としてみることも可能である。また，質評価の結果によっては，1つの看護単位だけでは改善に結び付けるのが難しい構造上の課題が潜んでいる場合もある。病院のシステム上の問題がその看護単位の質に影響している場合などは，看護単位を超えて改善に取り組む必要があるので，看護単位で完結するだけではなく，拡大して分析できるようになっている。現在は外来の評価を行うための基礎研究がないため，一般病棟の看護ケアを対象とした評価となっている。

4　評価の実際

評価の手順，評価項目，入力の仕方などの具体的な方法の詳細は，評価を申し込んだ病棟にのみ公開しているので，ここでは評価の流れなどの概要を説明する。

❶受審申し込み

本評価の受審は，病院または病棟単位で申し込む。受審にあたり，データ入力を要するため，各入力者の協力を得る必要がある。

- **構造入力者**：1名で，自己評価者は，看護師長またはそれに準じる者とする。
- **過程入力者**：看護師5名で，自発的な協力が得られている看護師のなかから，入力当日に，①疼痛がある(コントロールされている場合も含む)，②保清のための看護ケアを行っている患者の担当である，もしくはその患者をよく知っている看護師を過程の入力担当者とする。
- **アウトカム評価(患者満足度調査)の依頼**：調査期間中，退院が決定した患者のうち，意思表示が可能な方，50名とする。

❷自己評価の流れ

受審する病棟には，構造および過程入力者用のIDおよびパスワード，患者満足度調査票などが事前に送付される。評価(データ入力)は，指定された60日間のうちで，構造，過程，アウトカムの各入力者が，1回入力を行う。

- **構造評価**：構造評価は質問50個(選択式)と構造評価概要調査である。病棟概要調査は，点数化していない。
- **過程評価**：過程評価の質問(選択式と文章入力)と過程評価概要調査である。過程評価概要調査は，点数化していない。
- **アウトカム評価(患者満足度調査)**：アウトカム評価のうち，患者満足度調査は，退院が決定した患者に紙面の調査票を配布し，期間中に病棟内に設置された回収箱に投函された調査票を返送してもらい，データ化しシステムにアップロードする。
- **アウトカム評価(インシデント発生件数)**：インシデント(転倒・転落・褥瘡・院内感染・誤薬)発生率は，60日間の各発生件数と入院患者数を集計のうえ，構造入力者がデータ入力を行う。

❸報告書(リコメンデーション)

調査期間が終了し，データ集計後，病棟ごとに全てを総合して評価を行い，改善提案を含んだ報告書を作成し，病院および病棟にフィードバックする。現在のシステム稼働期間は，7～11月で，各病棟は，60日間のうちにデータを入力することとしている。その後，機構でリコメンデーションを作成し，3月初旬までに返送することとしている。

5 この指標で何を測れるか，本指標の特徴，本評価ができること

本システムを用いた評価は，**自己評価**，**患者の評価**，**第三者の評価を組み合わせた評価システム**である。患者からの評価は，患者満足度を用いてアウトカムを評価している。

本評価システムの特徴は，入力されたデータを，本システムが蓄積しているデータ分析から導いたアルゴリズムに基づき評価している点である。これらの評価結果からリコメンデーションを作成している。

❶評価指標の特徴

評価指標は，Chapter 2で詳細を述べているので，参照して欲しい。本評価では技術から導き出された要素を指標としてケアの質を測定している。その理由は，デルファイ法で抽出された9つの看護ケアの質の要素(**図1-2**)から，何をみたらケアの質を測れるだろうかという疑問から始まった。技術なら客観的に評価できると考え，参加観察を用いた質的分析から，それぞれの要素を可視化できる技術(5つの技術)(**図1-3**)を抽出した。看護技術を測るとひと言でいっても，日々24時間，365日，全ての看護師のケアをみることはできない。そこで，看護ケアの質に影響する代表的な看護の領域と行為を調査研究で抽出し，過程をみる項目として洗練し，作成した。

これは，実際に看護職が実践している技術をもとにつくられた評価指標である。看護の質を評価するにあたり，構造評価やアウトカムはすでに評価の指標が開発されて

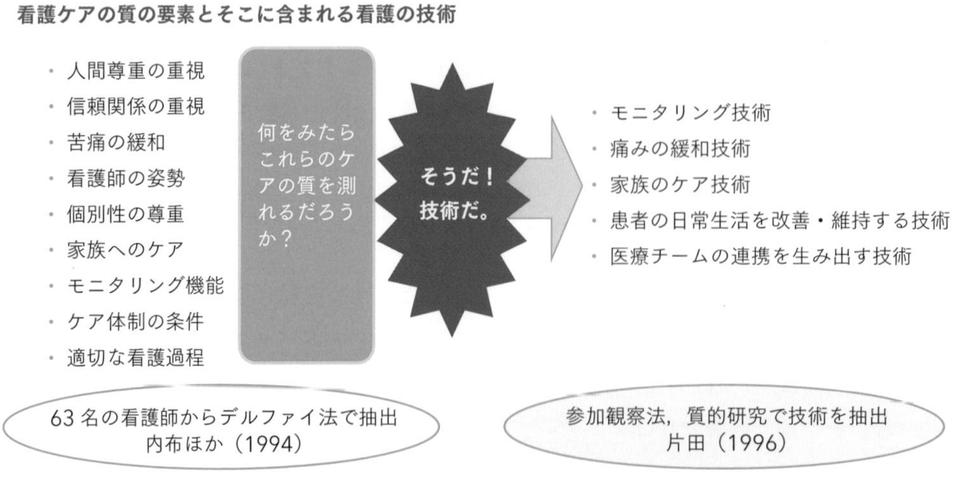
看護ケアの質の要素とそこに含まれる看護の技術
・人間尊重の重視
・信頼関係の重視
・苦痛の緩和
・看護師の姿勢
・個別性の尊重
・家族へのケア
・モニタリング機能
・ケア体制の条件
・適切な看護過程
何をみたらこれらのケアの質を測れるだろうか？
そうだ！技術だ。
・モニタリング技術
・痛みの緩和技術
・家族のケア技術
・患者の日常生活を改善・維持する技術
・医療チームの連携を生み出す技術
63名の看護師からデルファイ法で抽出
内布ほか（1994）
参加観察法，質的研究で技術を抽出
片田（1996）

図1-2 9つの看護ケアの質の要素

[出典] 内布敦子ほか(1994). 看護ケアの質の要素の抽出―デルファイ法を用いて. 看護研究 27(4)：315-323.
片田範子(1996). 看護ケアの質を構成する要素に含まれる看護技術. 看護研究 29(1)：2-4.

いたが，看護の過程を評価する指標や実際の評価の試みはなかった。この研究を通して技術をみることで**看護の実践**，すなわち**看護ケアの過程評価**を行うことができるようになった。本評価システムならではの大きな特徴である。

看護QIシステムは，“看護ケア”に焦点を当てた，自己評価型，Unit Base(看護単位ベースの評価)の評価システムである。評価の視点は，構造，過程，アウトカムの3点から総合的に評価するもので，改善に結びつけることを最終のゴールにしている(**図1-4**)。

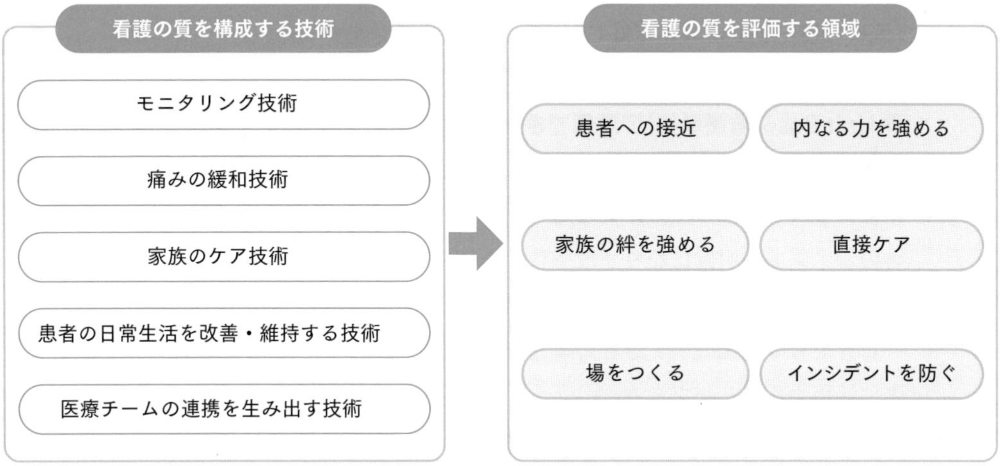

図1-3　看護の質を構成する5つの技術と評価する領域

看護の質を構成する5つの技術の参加観察データを分析して，看護の質を評価する領域を編成した。

構造 Structure	過程 Process	アウトカム Outcome
		患者・家族満足度
患者への接近 内なる力を強める 家族の絆を強める 直接ケア 場をつくる インシデントを防ぐ	患者への接近 内なる力を強める 家族の絆を強める 直接ケア 場をつくる インシデントを防ぐ	患者への接近 内なる力を強める 家族の絆を強める 直接ケア 場をつくる インシデントを防ぐ
		インシデント発生件数 (転倒，転落，褥瘡，誤薬，院内感染について60日間調査)

図1-4　看護QIシステムの構成

ドナベディアンの「構造」，「過程」，「アウトカム」の質評価の枠組みを用い，6つの領域について評価する指標を作成。「過程評価」ができる看護ケアの質評価システムは，看護QIシステムだけである。

→過程評価を綿密にしていくことで，質の改善や看護職のスキルアップにつなげていく方策を内蔵している。

❷看護 QI システムができること

●看護ケアの改善ポイントが明確になる

本システムは，何をもって看護ケアの質を測れるかを厳密に検討して，丁寧に指標をつくっている。看護ケアの**「過程」**を測れるシステムはほかに類をみない。これが看護 QI システムの大きな特徴である。

「過程評価」は看護実践を評価するものであり，厳密な評価は，看護実践の質改善や，看護職の資質向上につなげていくことができる。自らの看護を振り返ることによって看護の重要な機能に気づき，意図的なより質の高い看護を実践することができる。

また，改善したいケアがたくさんある場合もあり，何から手をつけたら良いか判断が難しいこともある。そうしたときに，改善の優先順位を設定することが可能である〔改善の優先順位については Chapter 3(73 頁)で詳述する〕。

以下に看護 QI システムの利点を列挙する。

● Unit Base（看護単位）で評価できる

看護単位は，診療科など，それぞれ特徴をもった単位として構成されており，看護単位によって改善の焦点が異なることもある。そこで看護単位で評価することで，改善のポイントが明確になり，改善につなげやすいことが特徴である。

●病棟の目標設定の方向性を検討できる

自分たちの病棟のケアをどのような方向へもっていきたいか，目標設定を話し合う際に活用することができる。

●経営戦略やマネジメントに活用できる

改善だけではなく，経営戦略，あるいは採用戦略などのマネジメントにも活用することができる。組織的な改善に向けての基礎データとなり，改善経過をモニタリングに活用できる。

●評価対象の拡大

現在は一般病棟が対象となっているが，指標開発のための研究ノウハウが蓄積されており，外来看護，在宅看護などの場にも評価対象の看護単位を拡大することが可能である。

●「業務改善」から「ケアの質向上」へ

一般的に業務改善は，①負荷が高い業務を特定し，②「ムリ・ムダ・ムラ」の観点から問題・課題を整理し，③要因を分析し，④効率化，自動化，多能化，外部委託化などの観点から具体的な改善施策を検討する，という流れで進められる。

看護職の業務が改善され，時間ができれば，看護ケアが改善されるかというと，直接には結び付かないこともある。**看護ケアの質を改善していくためのポイントは，まず，看護ケアの質がどうかを測ること**である。“看護ケア”に焦点を当てた本システムを用いて評価し，評価結果およびリコメンデーションなどを用いて，何を改善すべきかを優先順位を決めて，改善に取り組むことが肝要である。

●ベンチマークとなるデータを示すことができる

全国的には，汎用化しインターネットからの大量のデータが蓄積されることにとって全国の標準値を得ることができるので，ベンチマークとなるようなデータを示していくことができる。また，“グッドプラクティス”を見出すことで，質の高い看護を実践するためのエビデンスが得られることが期待できる。

文献

アメリカ看護婦協会編(1995)/菅田勝也ほか訳(2001)．病院看護の通信簿(レポートカード)．日本看護協会出版会．

ANA(1999)．ANA Indicator History，(http://www.nursingworld.org)(検索日 2022 年 5 月 10 日)

安藤史江(2019)．コア・テキスト組織学習(ライブラリ経営コア・テキスト)．新世社．

Donabedian, A.(1966). Evaluating the quality of medical care. The Milbank Memorial Fund Quarterly, 44(3) : 166-203.

Donabedian, A.(1990). The seven pillars of quality. Archives of Pathology and Laboratory Medicine, 114(11) : 1115-1118.

片田範子(1996)．看護ケアの質を構成する要素に含まれる看護技術．看護研究 29(1)：2-4

Donabedian, A. (1968)/勝原裕美子訳(1995)．看護ケアの質評価における課題．インターナショナルナーシングレビュー，18(3)：84-88.

Donabedian, A. (1980)/東尚弘訳(2007)．医療の質の定義と評価方法．NPO 法人健康医療評価研究機構．

飯田修平ほか監修(2005)．医療の質用語辞典．日本規格協会．

近藤隆雄(1995)．サービスマネジメント入門―物づくりから価値づくりへの移行．生産性出版．

三浦つとむ(1968)．弁証法とはどういう科学か(講談社現代新書)．講談社．

Montalvo, I.(2007). The National Database of Nursing Quality Indicators® (NDNQI®). Online Journal of Issues in Nursing, 12(3).

日本看護協会編(1987)．病院看護の機能評価マニュアル．日本看護協会出版会．

日本看護協会(1993)．新・病院看護機能評価マニュアル(ナーシング・マネジメント・ブックス)．日本看護協会出版会．

Norman R. (1991)/近藤隆雄訳(1993)．サービス・マネジメント．NTT 出版．

Oner, B., et al. (2020). Nursing-sensitive indicators for nursing care : A systematic review (1997-2017). Nursing Open, 8(3) : 1005-1022.

Prescott, A. P. (1993). Nursing : An Important Component of Hospital Survival under a Reformed Health Care System, Nursing Economics, 11(4): 192-199.

Press Ganey ホームページ(2015)．NDNQI® A press Ganer Solution.（https://www.health-links.me/web/ndnqi.html)(検索日：2022 年 5 月 10 日)

RELIAS MEDIA(1999)．10 ANA quality indicators for acute care settings.（https://www.reliasmedia.com/articles/54117-10-ana-quality-indicators-for-acute-care-settings)(検索日 2022 年 5 月 10 日)

新村出編(2018)．広辞苑　第七版．岩波書店．

高橋美智(1996)．「看護の質・量」の潮流をめぐって．高橋美智監修(1996)．看護の「質評価」をめぐる基礎知識．pp.6-17，日本看護協会出版会．

塚越フミエ(2000)．日本における「看護の質」の概念，東京女子医科大学看護学部紀要，3(1)：57-64.

内布敦子ほか(1994). 看護ケアの質の要素の抽出—デルファイ法を用いて. 看護研究 27(4)：315-323.

アンダーウッド, P. R. /勝原裕美子訳(1996). 質の研究：米国のヘルスケアにおける質の評価の発展. 高橋美智監修(1996). 看護の「質評価」をめぐる基礎知識, pp.29-40, 日本看護協会出版会.

Chapter 2

看護ケアの質の評価

I 評価の概要

看護QIシステムでは，まず，看護の質をドナベディアン，A.の3つの側面，すなわち「構造」「過程」「アウトカム」と6つの領域(患者への接近，内なる力を強める，家族の絆を強める，直接ケア，場をつくる，インシデントを防ぐ)のマトリックス(**表2-1**)で評価している。さらに，構造の6領域，過程の6領域，アウトカムの6領域とインシデント件数を概観し，影響を受けあう項目があるかどうかを評価者が「解釈」する。

評価の仕組みをよく知ることによって，どのような意図で書かれた文章なのか，より深く理解することができる。実際のリコメンデーションについては，後述する「Ⅲ リコメンデーション(評価報告書)」(61頁)に詳細に記述しているので参考にしてほしい。評価報告書は，現在，日本看護質評価改善機構(以下，機構とする)の熟練した研究者によって作成されているが，将来的には病棟内で自己分析を行い，改善計画を立てることが推奨される。各病棟がそれぞれ評価をすることになった場合，評価の枠組みや基本的な考え方を共有しておく必要があり，このChapterはそのためにも書かれている。

評価のおおまかな流れを図示すると**図2-1**のようになる。

看護QIシステムの評価報告書は，機構からの一方的な評価ではなく，評価を受ける当事者が読み込むための知識をもって，評価報告書に記述されたことを読み取り，質の側面や領域を機構側と共有しながら看護ケアの質とその課題をつかみ取っていくというスタイルを理想としている。

次項の，「Ⅱ　評価項目の内容と評価方法」(31頁)で，評価項目やその視点について詳細に記載している。これは，評価の方法を開示することで，将来，受審病棟が審査の意図や構造を理解し，自己評価によって，改善の流れをつくり出すことも可能とすることも意図してのことである。また，機構にとっても，受審病棟からのフィードバックは今後の評価の妥当性を精錬するうえで必要である。機構と受審病棟が協働して，よりすぐれた看護の質評価のあり方を目指すことが重要である。

表 2-1 看護 QI システムの評価領域と指標

質を構成する領域	構造 Structure	過程 Process	アウトカム Outcome
1. 患者への接近 **2. 内なる力を強める** **3. 家族の絆を強める** **4. 直接ケア** **5. 場をつくる** **6. インシデントを防ぐ**	1. 患者理解(個別情報)を共有する仕組みや患者尊重の姿勢維持への組織としての対応，体制 2. 患者が病状を理解し，見通しを持つための看護の役割や支援に関する規定，説明用の資料整備 3. 家族・重要他者とのつながりを保つことができる環境・設備等の空間と時間配慮規定 4. ケア*の責任体制，基準，手順の整備 ケアに必要な備品，物品の整備 個別性のあるケアのための計画 *ケアはとくに看護が責任をもつ生活ケアを含む 5. 明確な役割分担，協力体制，チームの連携を高めるための話し合いの場，スタッフ間の関係性 6. 安全のための設備，基準の整備，インシデント把握と対応システム 安全を維持するために必要な人員	1. 患者の身体状況，希望など個別的理解を深めるために必要な看護の行動。 患者に(物理的・心理的に)接近する際の配慮，関係の取り方 2. 患者の潜在的な能力を高めるため，患者に情報を適切に提供する行為。 患者個々のニーズに沿った丁寧な説明 3. 回復に大きな助けとなる家族・重要他者との関係を保つ働きかけ。家族の負担を考慮して，ケアへの参加を支援 4. 患者個別の状況にあった生活援助ケア(保清など)。苦痛の適切な評価と緩和のためのアプローチ(医師との調整含む) ケアの個別性，継続性の維持 5. 看護師間で協力し合っている，患者の問題について多職種の意見を聞いている，などの連携活動 6. 患者の苦痛，危険性の予測を適切に行う，不確かなことを確認する，安全基準を守って実施するなどの安全関連行為	1～6の各領域に関連した合計 14 項目 患者への接近 2 項目 内なる力を強める 2 項目 家族の絆を強める 2 項目 直接ケア 3 項目 場をつくる 2 項目 インシデントを防ぐ 2 項目 総合的質問 1 項目 以下の5つのインシデント発生件数 ・転倒 ・転落 ・褥瘡 ・院内感染 ・誤薬 それぞれのインシデントの定義に沿って毎日件数をカウントする 入院患者数×日数＝延べ病床数として 1,000 床あたりの件数 患者数，患者の年齢層，病気の特性，看護師配置によって変化するので，単純な比較はできない
データ収集方法 **病棟単位**で評価する。 痛みのある患者が1人でもいること，満足度を記入できる患者が一定数いる病棟であることを条件としている。	看護師長が，実際の基準や施設，備品などを確認して入力する。 注)スタッフ間の関係性については，過程評価に参加した看護師へのアンケートによる。	看護師 5 名が自己評価(選択尺度あり)によって入力する。	退院する患者 50 名 毎日のインシデント件数を集計表に 2 か月間記入(看護師長)

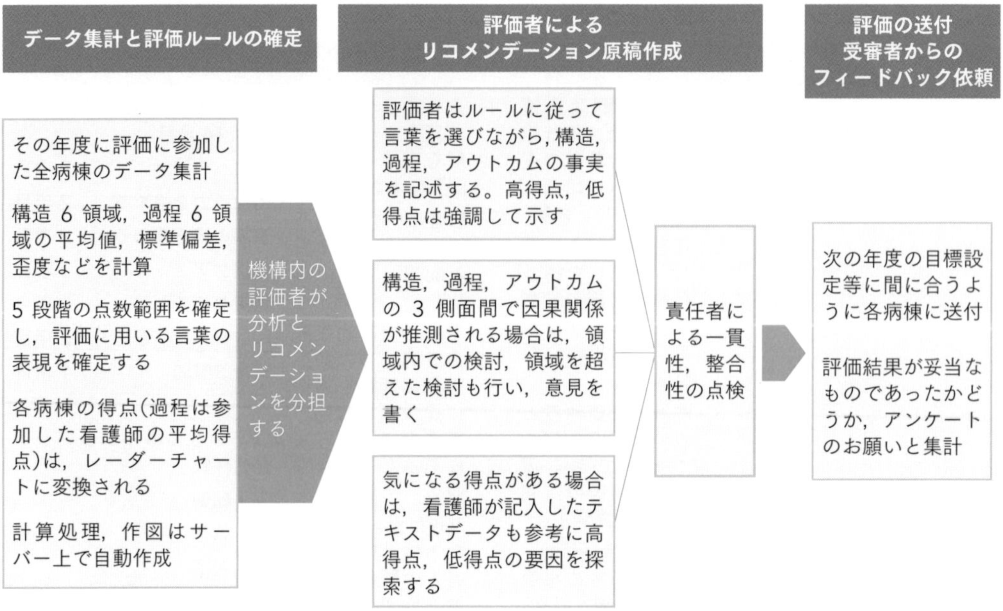
データ集計と評価ルールの確定
評価者による
リコメンデーション原稿作成
評価の送付
受審者からの
フィードバック依頼
その年度に評価に参加した全病棟のデータ集計
構造 6 領域，過程 6 領域の平均値，標準偏差，歪度などを計算
5 段階の点数範囲を確定し，評価に用いる言葉の表現を確定する
各病棟の得点(過程は参加した看護師の平均得点)は，レーダーチャートに変換される
計算処理，作図はサーバー上で自動作成
機構内の評価者が分析とリコメンデーションを分担する
評価者はルールに従って言葉を選びながら，構造，過程，アウトカムの事実を記述する。高得点，低得点は強調して示す
構造，過程，アウトカムの 3 側面間で因果関係が推測される場合は，領域内での検討，領域を超えた検討も行い，意見を書く
気になる得点がある場合は，看護師が記入したテキストデータも参考に高得点，低得点の要因を探索する
責任者による一貫性，整合性の点検
次の年度の目標設定等に間に合うように各病棟に送付
評価結果が妥当なものであったかどうか，アンケートのお願いと集計

図 2-1　看護 QI システムにおけるリコメンデーションの作成手順

Ⅱ 評価項目の内容と評価方法

本システムは看護ケアの質を，構造，過程，アウトカムの**3つの側面**において評価し，そこから改善を導こうとするものである。ここでは，3つの側面についてそれぞれ，評価の目的，看護ケアの6つの領域(**表2-2**)，「**患者への接近**」「**内なる力を強める**」「**家族の絆を強める**」「**直接ケア**」「**場をつくる**」「**インシデントを防ぐ**」から構成される評価項目，評価の実際，これまでの評価結果などを紹介する。

表2-2　6つの領域の定義

6つの領域	定義
① 患者への接近	患者への接近とは，看護師が患者や家族に関心をもち，患者の状態を把握することを意味する。
② 内なる力を強める	内なる力を強めるとは，患者が自分の状況を理解し，予測性や見通しをもつことができるように援助することで，患者のもつ潜在的な能力を強め，より良い状態にすることを意味する。同時に，家族にも患者の状況や今後の見通しをもたせることで家族のもつ潜在的な能力を強めることも意味する。
③ 家族の絆を強める	家族の絆を強めるとは，家族が家族としての役割を果たすことができるように看護師が配慮しながら働きかけることを意味する。
④ 直接ケア	直接ケアとは，保清や痛みの緩和などの看護師が行う具体的な看護行為を意味する。そしてその看護行為は，患者の個別性にあったものであること，看護ケアを提供する際の判断・実施・評価が適切であり，そのケアの継続性が保たれていることが必要である。
⑤ 場をつくる	場をつくるとは，看護師が看護師同士，あるいは他職種と連携している状況(場)をつくること，連携を支えるための場をもつことを意味する。これらは，患者への援助が効果的に効率良く行われるために必要である。
⑥ インシデントを防ぐ	インシデントを防ぐとは，患者にとって安全な環境を整えること，また，患者の状態に合わせてリスクを見極めながら，患者の可能性を最大限に活かすようなケアをすすめていくことを意味する。

A 構造(Structure)の評価

1 構造評価の目的

「構造」は看護ケアが提供される前提となる人材，設備や備品，システムを評価する。質の高い看護ケアを提供するには優秀で豊富な人材がいて，その人材を十分活用できるようなシステムが整っていることが必要である。また実際に看護ケアを行う際に必要になる物品や設備，患者にとって快適な入院環境といったハード面の充実も看護ケアの質に影響する。ここでは，看護ケアを保証する構造という視点で抽出された指標(内布ほか，1998)をもとに，前述の6領域に関して評価する。

2 評価項目

評価項目は病院や病棟の属性を尋ねる構造評価概要調査(**表 2-3**)と，病棟の構造評価に関する質問からなる。構造評価概要調査は，その病棟の特徴を知るための質問で，点数化はされない。病棟の構造評価に関する質問は，6領域「患者への接近」「内なる力を強める」「家族の絆を強める」「直接ケア」「場をつくる」「インシデントを防ぐ」ごとに，設備，看護記録様式，看護に必要な資料，業務基準，手順の整備，協働や事故防止システムに関する質問(124〜133頁参照)からなる(**表 2-4**)。

構造に関しては，各項目，0，1，2点の3段階の得点を与え，合計して評価している。

医療システムは年々変化している。病院および病棟のシステムも変化しているので，指標は時代を反映し変化する必要がある。一方で，毎年大きく基準が変化してしまうと比較することが難しくなり望ましくない。本機構では，毎年，その年のデータを**表 2-5** の観点から検討し，質問項目の精錬に努めている。また，5年ごとの節目で，最新の研究成果を参考に項目を根本的に見直している。

表 2-3 構造評価概要調査項目

1 病院の設置主体	18 病棟の平均在院日数(年間)	33 地域連携室の有無
2 病院の種別	19 病棟の看護師数(常勤換算した人数)	34 (欠)注
3 病院全体の稼働病床数	20 病棟の准看護師数(常勤換算した人数)	35 一般病床の有無
4 病院の一般病床の稼働病床数	21 病棟の看護師(保健師・助産師を含む)・准看護師のうち，正規職員の数	36 緩和ケア病床の有無
5 病院の一般病床の年間平均病床利用率	22 病棟の看護補助者数(常勤換算した人数)	37 療養病床の有無
6 病院機能評価の受審	23 病棟に事務や医事情報処理を担当する専任の事務職(クラークなど)の配置	38 感染症または結核病床の有無
7 ISO，その他の第三者評価の受審	24 病棟の勤務体制	39 精神病床の有無
8 病院の一般病棟の入院基本料の施設基準の患者対看護職員数	25 病棟の看護提供方式	40 回復期リハビリテーション病床の有無
9 病棟の主な診療科(内科系)	26 病棟担当薬剤師の有無	41 地域包括ケア病床の有無
10 病棟の主な診療科(外科系)	27 病棟担当管理栄養士の有無	42 退院調整のリンクナースの有無
11 病棟の主な診療科(産婦人科)	28 病棟担当理学療法士の有無	43 病棟の常勤看護職員の平均年齢
12 病棟の主な診療科(小児科)	29 病棟担当作業療法士の有無	44 病棟の常勤看護職員の平均勤続年数
13 病棟の主な診療科(精神科)	30 (欠)注	45 病院の常勤看護職員の平均勤続年数
14 病棟の主な診療科(リハビリテーション科など)	31 DPC算定の有無	46 2か月間の入院患者総数
15 病棟の主な病床種別	32 病床機能	47 2か月間の担送患者総数
16 病棟の病床数		
17 病棟の病床利用率(年間)		

注)(欠)は以前は設定されていたが，除かれた項目。

表 2-4 構造評価の評価項目

大項目	中項目	小項目
患者への接近	1.1. 個別情報を示す道具がある	2項目
	1.2. 患者や家族の習慣，希望，時，空間，安全性を尊重する姿勢をもっている	2項目
内なる力を強める	2.1. 疾患の予後，痛みの状況回復過程に関する資料がある	3項目
	2.2. 患者が自分の状況を理解する場面(インフォームドコンセント)で，看護師が何らかの役割を担っている	3項目
家族の絆を強める	3.1. 家族/重要他者が気持ちよく過ごせる病室以外の空間がある	4項目
	3.2. 患者が，ベッドサイドで，家族/重要他者とのつながりを保つことができる設備がある	3項目
直接ケア	4.1. 病棟で起こりうる特徴的な苦痛あるいは問題について基準・手順がある	4項目
	4.2. 看護の質から見た設備・備品がある	4項目
	4.3. 看護業務の中に日常生活援助に責任を負える体制がある	5項目
場をつくる	5.1. 看護チーム内の役割分担が明確になっている	4項目
	5.2. 看護師同士の協力体制がある	2項目
	5.3. 看護師間で情報を共有したり，働きかけの方向性を考える場がある	2項目
	5.4. 多職種が集まって話し合う場がある	2項目
	5.5. スタッフ間の関係性が良い	2項目
インシデントを防ぐ	6.1. 安全に過ごすための設備・基準が整っている	3項目
	6.2. インシデント対応システムがある	2項目
	6.3. インシデントを防ぐのに必要な人員配置がある	2項目
	計	**49項目**

表 2-5 評価項目見直しの観点

1)評価項目，質問内容の妥当性
2)選択肢の妥当性
3)データ分布(尖度・歪度・天井効果など)
4)項目相互の相関
5)欠損値の頻度

次に領域ごとに評価項目を説明する。各評価の項目は，象徴的・代表的な項目であり，この項目だけが満たされれば質が保証されるものはないことにご注意いただきたい。

❶患者への接近

患者への接近とは，看護師が患者や家族に関心をもち，患者の状態を把握することを意味する。そのためには，構造として，**患者の個別情報や，患者尊重の姿勢をスタッフ全員で共有できる仕組みが必要**である。そこで，中項目としては「1.1. 個別情報を示す道具がある」「1.2. 患者や家族の習慣，希望，時，空間，安全性を尊重する姿勢をもっている」を設定している。

1.1. 個別情報を示す道具がある

看護師が患者の状態を把握するためには，個々の患者に必要な情報が看護記録に明記されていること，看護師が必要な個別情報を容易に見ることができるようになっていることが必要である。そこで，小項目として，「1.1.1. 現在の個々の患者に必要な情報が明記されている」「1.1.2. ケアに必要な個別情報を見ることができる」をおいている。

1.2. 患者や家族の習慣，希望，時，空間，安全性を尊重する姿勢をもっている

患者に接近するための前提として，患者を尊重する姿勢が不可欠であり，それを支える仕組みが必要である。そこで，小項目としては，「1.2.1. 患者を尊重する姿勢をもっている」「1.2.2. 患者，家族を尊重することを患者，家族に知らせるシステムがある」をおいている。

「1.2.1. 患者を尊重する姿勢をもっている」では，スタッフに対して患者尊重に関することを明示したものが病棟内にあり，定期的に注意喚起が行われているかを問うている。

「1.2.2. 患者，家族を尊重することを患者，家族に知らせるシステムがある」では，病棟内に，患者・家族に対して，患者尊重に関することを明示したもの(入院パンフレットや掲示物など)があり，そういった書いたものがあるだけではなく，口頭でも患者に伝えているかを問うている。

❷内なる力を強める

内なる力を強めるとは，患者が自分の状況を理解し，予測性や見通しをもつことができるように援助することで，患者のもつ潜在的な能力を強め，より良い状態にすることを意味する。同時に，家族にも患者の状況や今後の見通しをもたせることで家族のもつ潜在的な能力を強めることも意味する。患者の内なる力を強めるためには，構造として，**患者自身が自分の状態をよく理解し今後の見通しを立てられるよう支援できる仕組みが必要**である。そこで，中項目としては「2.1. 疾患の予後，痛みの状況回復過程に関する資料がある」「2.2. 患者が自分の状況を理解する場面(インフォームドコンセント)で，看護師が何らかの役割を担っている」を設定している。

2.1. 疾患の予後，痛みの状況回復過程に関する資料がある

患者が自分の状況を理解し，見通しをもつことができるようになるためには，病気の回復過程や退院後の生活などに関して患者に説明するためのパンフレットや資料が整っていることが必要である。そこで，小項目としては，「2.1.1. 病気の回復過程，退院後の生活に関して患者に説明するためのパンフレットや資料がある」「2.1.2. パンフレット類を定期的に見直している」「2.1.3. パンフレット類について検討する組織がある」かを問うている。

2.2. 患者が自分の状況を理解する場面(インフォームドコンセント)で，看護師が何らかの役割を担っている

患者の内なる力を強めるためには，看護師がその役割を担える機会を組織的に保証している必要がある。近年ではインフォームドコンセントなどの場面に看護師が同席することは当たり前になっているので，小項目ではさらに看護師の役割を明確にして，「2.2.1. 入院中の看護について，責任をもって説明する看護師が決まっている」「2.2.2. 医師の治療の説明の際に，患者の理解を助ける働きを看護師が担っている」「2.2.3. 退院計画を入院時に立て，患者に示している」をおいている。

「2.2.1. 入院中の看護について，責任をもって説明する看護師が決まっている」では，入院中の患者の状況に応じて，適宜，看護を提供する看護師が決まっており，患者の反応を記録する取り決めがあるかを問うている。

「2.2.2. 医師の治療の説明の際に，患者の理解を助ける働きを看護師が担っている」では，医師からの病気や治療の説明について患者の理解度を確認し，必要な支援を計画する看護師の役割について明記したものがあるかを問うている。

「2.2.3. 退院計画を入院時に立て，患者に示している」では，退院計画を入院時に立て，患者と共有することが決められているかを問うている。退院計画は立てられているが，医療者から一方的に提供されることが多く，患者の希望を聞き相談しながら計画が立てられることは多くない。退院計画を入院時から共有することで，患者と看護師は共通の目標に向かって進むことができるようになる。

❸家族の絆を強める

家族の絆を強めるとは，家族が家族としての役割を果たすことができるように看護師が配慮しながら働きかけることを意味する。構造として，**家族が家族としての役割を果たすためには，家族が患者の側にいることができるような設備・備品が整っていること，家族や患者の状況によって病棟の規則を融通できるシステムがあることが必要**である。そこで「家族の絆を強める」を支える構造として，「3.1. 家族/重要他者が気持ちよく過ごせる病室以外の空間がある」「3.2. 患者が，ベッドサイドで，家族/重要他者とのつながりを保つことができる設備がある」の2つの中項目をおいている。

3.1. 家族/重要他者が気持ちよく過ごせる病室以外の空間がある

病棟において，家族が家族の役割を果たすためにはプライバシーが守られている空間が必要である。そこで，小項目として，「3.1.1. 家族/重要他者が過ごすための病室以外の専用の場所は，他者が入ってこないような工夫がされている(プライバシーが守られている)」「3.1.2. 家族/重要他者が過ごすための病室以外の専用の場所は，声が漏れない工夫がされている(プライバシーが守られている)」「3.1.3 家族/重要他者が過ごすための病室以外の専用の場所は，廊下の話し声が聞こえず静かである」「3.1.4

家族/重要他者が過ごすための病室以外の専用の場所は，いつでも使用することができる」をおいている。

3.2. 患者が，ベッドサイドで，家族/重要他者とのつながりを保つことができる設備がある

この中項目では家族が患者と過ごすベッドサイドの環境について，「3.2.1. ベッドサイドの安楽さが保たれている」「3.2.2. 病室のスペースが十分に確保されている」「3.2.3. 時間外面会(夜間滞在)は，自由もしくは融通性がある」という3つの小項目をおいている。

❹直接ケア

直接ケアとは，保清や痛みの緩和など看護師が行う具体的な看護行為を意味する。そしてその看護行為は，患者の個別性にあったものであること，看護ケアを提供する際の判断・実施・評価が適切であり，そのケアの継続性が保たれていることが必要である。適切な判断・実施・評価を行うためには，構造として，**基本的な基準や手順があること，ケアを行ううえで必要になる設備・備品が揃っており，利便性が良いことが必要**である。また，**継続性のあるケアを行うためには看護師が患者の日常生活に対して責任を負える体制にあることが必要**である。そこで「直接ケア」を支える構造として，「4.1. 病棟で起こりうる特徴的な苦痛あるいは問題について基準・手順がある」「4.2. 看護の質から見た設備・備品がある」「4.3. 看護業務の中に日常生活援助に責任を負える体制がある」の3つの中項目を設定した。

4.1. 病棟で起こりうる特徴的な苦痛あるいは問題について基準・手順がある

この中項目では，4つの小項目「4.1.1. 病棟で起こりうる特徴的な苦痛あるいは問題に関する看護基準がある」「4.1.2. 看護基準の見直しがされている」「4.1.3. 看護師が行う処置についての手順がある」「4.1.4. 看護師が行う処置の手順は，見直しがされている」をおき，病棟で特徴的な疾患や問題についての看護基準や手順が揃っているか，その見直しはどのような頻度で行われているかを評価している。

4.2. 看護の質から見た設備・備品がある

この中項目では，4つの小項目「4.2.1. 身体の清潔を保つための道具がある」「4.2.2. 麻痺患者等の臥床患者のための入浴設備として特殊浴槽がある」「4.2.3. 保清をするための設備・備品の利用日数に利便性がある」「4.2.4. 保清をするための設備・備品の利用時間に利便性がある」をおき，清潔ケアなどの直接ケアを支える設備や備品が揃っているかを問うている。

4.3. 看護業務の中に日常生活援助に責任を負える体制がある

日常生活援助は，生きる力を回復する基本的な技術で，看護ケアの基盤となる部分である。

この中項目では，5つの小項目「4.3.1. 担送患者の看護計画の中には，個別性のある清潔のケア計画が含まれている」「4.3.2. 担送患者の看護計画の中には，個別性のある食事のケア計画が含まれている」「4.3.3. 担送患者の看護計画の中には，個別性のある移動のケア計画が含まれている」「4.3.4. 担送患者の看護計画の中には，個別性のある排泄のケア計画が含まれている」「4.3.5. 床上患者に保清をする人が明示されている」をおき，担送患者の看護計画の中に個別性のあるケア計画が含まれ，実施する人が明確に示されているかを問うている。

❺場をつくる

場をつくるとは，看護師が看護師同士，あるいは他職種と連携している状況(場)をつくること，連携を支えるための場をもつことを意味する。これらは，患者への援助が効果的に効率良く行われるために必要である。構造として，**看護師が看護師同士，あるいは他職種と連携している状況をつくるためには，看護師間で情報を共有し，働きかけの方向性を考える場や他職種が集まって話し合う場をもつことが必要**である。また，**看護師同士，他職種との連携を支えるためには，看護チーム内でのそれぞれの役割分担ができていること，看護師同士の協力体制が整っていること，看護師同士または他職種との関係性が保たれていることが必要**である。そこで「場をつくる」を支える構造として，5つの中項目，「5.1. 看護チーム内の役割分担が明確になっている」「5.2. 看護師同士の協力体制がある」「5.3. 看護師間で情報を共有したり，働きかけの方向性を考える場がある」「5.4. 多職種が集まって話し合う場がある」「5.5. スタッフ間の関係性が良い」を設定した。

5.1. 看護チーム内の役割分担が明確になっている

この中項目では，4つの小項目「5.1.1. 業務調整のためのシステムがある」「5.1.2. 業務調整のための責任者が明示されている」「5.1.3. 看護体制ごとの必要な役割について業務規程がある」「5.1.4. 業務規程を定期的に確認する機会がある」を設定し，業務分担表があり，他部署の職員にも各勤務帯の責任者が明確にわかるようになっているかを問うている。また，看護師は業務規程を見て役割を確認する機会が設けられているかを問うている。

5.2. 看護師同士の協力体制がある

この中項目では，2つの小項目，「5.2.1. 病棟の業務量の増減があったとき，勤務者数を変えるための決まり事がある(人員配置)」「5.2.2. 病棟のスタッフに欠員が生じたときに勤務者数を変えるための決まり事がある」を設定し，看護師同士が協力体制を組めるように人員配置に関する決まり事が明文化されているかを問うている。

5.3. 看護師間で情報を共有したり，働きかけの方向性を考える場がある

この中項目では，2つの小項目，「5.3.1. 看護師間で看護計画を見直すための場や機会が保証されている」「5.3.2. 看護師間で看護計画を見直すための場や機会の次の開催日が決まっている」を設定し，看護師らが看護計画を見直すための機会が定期的に保証されているかを問うている。

5.4. 多職種が集まって話し合う場がある

看護師間だけではなく，多職種で話し合う場が保証されているかは重要であるので，「5.4.1. 必要に応じて多職種が集まり，話し合うことができるシステムがある」「5.4.2. 必要に応じて多職種が集まり，話し合う場において看護師が役割を担って運営している」という小項目を設定している。

5.5. スタッフ間の関係性が良い

職場の人間関係は，ソーシャルサポートのような良い側面もある一方で，バーンアウトなど負の要因になりうることが報告されている(稲岡，1995；塚本・浅見，2007)。この中項目は，スタッフ看護師に尋ねるべき項目かもしれないが，本評価では，管理者の看護師長に，病棟の人的環境として尋ねている。小項目として，「5.5.1. 病棟内の看護師間の雰囲気が良い」「5.5.2. 他職種との雰囲気が良い」の2つを設定している。この指標は，主観を問うているため，システムの存在を問うているほかの指標に比較し，基準が明確ではないが，インシデントの発生と関連がみられている(Sakashita et al., 2012)。

❻インシデントを防ぐ

インシデントを防ぐとは，患者にとって安全な環境を整えること，また，患者の状態に合わせてリスクを見極めながら，患者の可能性を最大限に活かすようなケアをすすめていくことを意味する。インシデントを防ぐためには，構造として，**設備の安全性が確保されていること，インシデント発生時の対応システムが整っていることが必要**である。そこで「インシデントを防ぐ」を支える構造として，3つの中項目「6.1. 安全に過ごすための設備・基準が整っている」「6.2. インシデント対応システムがある」「6.3. インシデントを防ぐのに必要な人員配置がある」を設定している。

6.1. 安全に過ごすための設備・基準が整っている

この中項目では，3つの小項目「6.1.1. 褥瘡を予防するためのアセスメントシステ

ムがある」「6.1.2. 転倒・転落を予防するためのアセスメントシートと教育プログラムがある」「6.1.3. 院内に CDC/厚生労働省/日本看護協会のガイドラインに基づいた感染防止基準がある」を設け，褥瘡予防，転倒・転落予防，感染防止のための備品やシステムについて問うている。

6.2. インシデント対応システムがある

この中項目では，2 つの小項目「6.2.1. インシデント発生を把握している」「6.2.2. インシデント発生から報告，事後処理についての適切な仕組みがある」をおき，インシデントレポートの分析結果をどのように活用しているかを問うている。

6.3. インシデントを防ぐのに必要な人員配置がある

安全な医療提供のためには，十分な看護師が配置される必要があるのは自明のことである〔Page（ed.），2004〕。たとえば，外科患者の死亡率は，1 人の看護師が 4 人以上の患者を担当した場合，4 人目以降 1 人増加するごとに 7％増加する。すなわち，8 人以上の患者を担当する場合，4 人以下の担当と比べ死亡率は 30％も上昇し（Aiken et al., 2002），患者の回復のためには看護師のケアが重要であることが示されている（Aiken et al, 2017）。また，看護師配置数が少なくなるとインシデントが増加することが示されている（Blegen et al., 2011 ; Unruh, 2008）。この中項目では，2 つの小項目「6.3.1. ケアを行うための看護師数が十分である」「6.3.2. 夜間の看護師数が十分である」をおき，日勤および夜勤における看護師 1 人あたりの平均的な患者数を問うている。

3 構造評価の実際

実施手順として，構造評価は看護師長が実施する。看護師長はこのほかにアウトカム評価の実施も担う。調査期間中に ID とパスワードが郵送されるので，それを用いてインターネット上のサイトに入り，構造に関する回答を調査期間中 1 回入力する。実際の評価にあたって，看護師長は，**表 2-6** を準備する。

4 構造評価の結果（例）

2005 年より本システムを運用している。ここでは構造評価を具体的にイメージしていただくために 2017～2019 年のデータ（464 病棟）について紹介する。

❶参加病院，病棟の特徴

参加した病棟は，国立病院 195 病棟（42.0％），公立病院 135 病棟（29.1％），医療法人 39 病棟（8.4％），その他の法人 95 病棟（20.5％）であった。病院稼働病床数は平均 527.6

表 2-6　事前に準備する資料

・病棟あるいは病院における役割ごとの業務規程(例・看護師長の業務規程など) ・患者を尊重する意味の書かれているもの(職員用と患者・家族用) ・医療事故(転倒・転落)についての報告，事後処理の手順 ・看護業務量に応じた勤務帯や人員配置の変更に関する基準 ・各種看護記録(患者用カルテ，カーデックスなど) ・その日の勤務の看護師の業務分担表 ・病棟で特徴的な疾患・症状・問題に関する看護基準 ・病棟で看護師が行う処置の手順 ・看護計画を見直す必要のある患者に関する話し合いの場(カンファレンスなど)の記録 ・ケアを行っていくうえで，患者に関して他職種(医師，理学療法士，作業療法士，栄養士，ケースワーカー，臨床心理士など)と話し合った場(カンファレンスなど)の記録 ・患者に病気の回復過程，退院後の生活に関して説明するために使っている患者用のパンフレットや資料	・設備事前評価メモ(機構から配布) PC に入力する前に実際に病棟で確かめてから入力を依頼している。 (例) 指標 3.1.2. 家族/重要他者や面会者が話せる専用の場所は，声が漏れないようなところですか？　実際にドアをしめて声を出して確認をしてください。 a. 普通の声は漏れない b. 普通の声は漏れる c. そのような場所はない 指標 3.1.3. 家族/重要他者や面会者が話せる専用の場所は，静かなところですか？　実際に部屋の中に入り確認をしてください。 a. 外の話し声が気にならない b. 外の話し声が気になる c. そのような場所はない

±213.5 床で，地域の拠点となるような比較的大規模な病院からの参加が多く，人的リソースにも比較的恵まれた病院が多いと考えられた。病棟の主な診療科は，内科系 170 病棟(36.6%)，外科系 264 病棟(56.9%)，産婦人科 42 病棟(9.1%)，小児科 41 病棟(8.8%)などであった(混合病棟もあるため複数回答)。在院平均日数は 3.2〜62.2 日と幅が広かったが，平均は 16.2±10.2 日で，約 10 年前の 2008 年より短くなってきている。

看護師数は平均 29.0±19.2 人，准看護師数は平均 0.3±1.8 人，看護補助者数は平均 3.5±5.2 人であった。病棟に専任の事務職が配置されている病棟は 305 病棟(65.7%)，病棟担当薬剤師の配置は，441 病棟(95.0%)，病棟担当栄養士の配置は 301 病棟(64.9%)，病棟担当理学療法士 190 病棟(40.9%)，病棟担当作業療法士 137 病棟(29.5%)であり，これら他職種が配置される病院の割合は年々増加してきている。

❷構造得点

総合得点を**図 2-2，2-3** に示した。やや高得点に偏る傾向はあるものの，全体的には散らばりのある分布をしている。全体の得点率を結ぶと，ほぼ 80%のバランス良い六角形となった。

各項目の得点を**図 2-4** に示した。平均点および得点率は，「1. 患者への接近」6.8 点(85.0%)，「2. 内なる力を強める」8.9 点(74.2%)，「3. 家族の絆を強める」10.3 点(73.6%)，「4. 直接ケア」19.8 点(76.2%)，「5. 場をつくる」19.1 点(79.6%)，「6. インシデントを防ぐ」12.6 点(78.8%)であった。

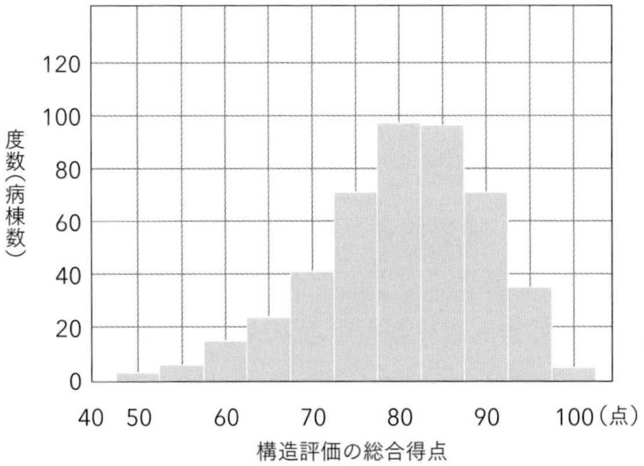

図 2-2　構造評価の総合得点の分布

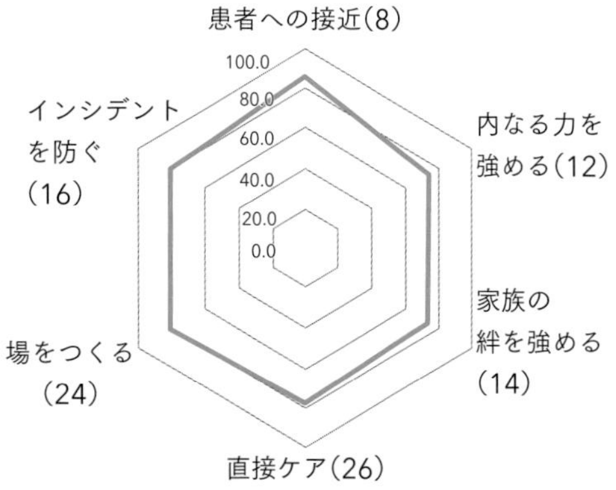

図 2-3　構造領域における 6 領域の得点率(%)

(　)内は満点を示す。

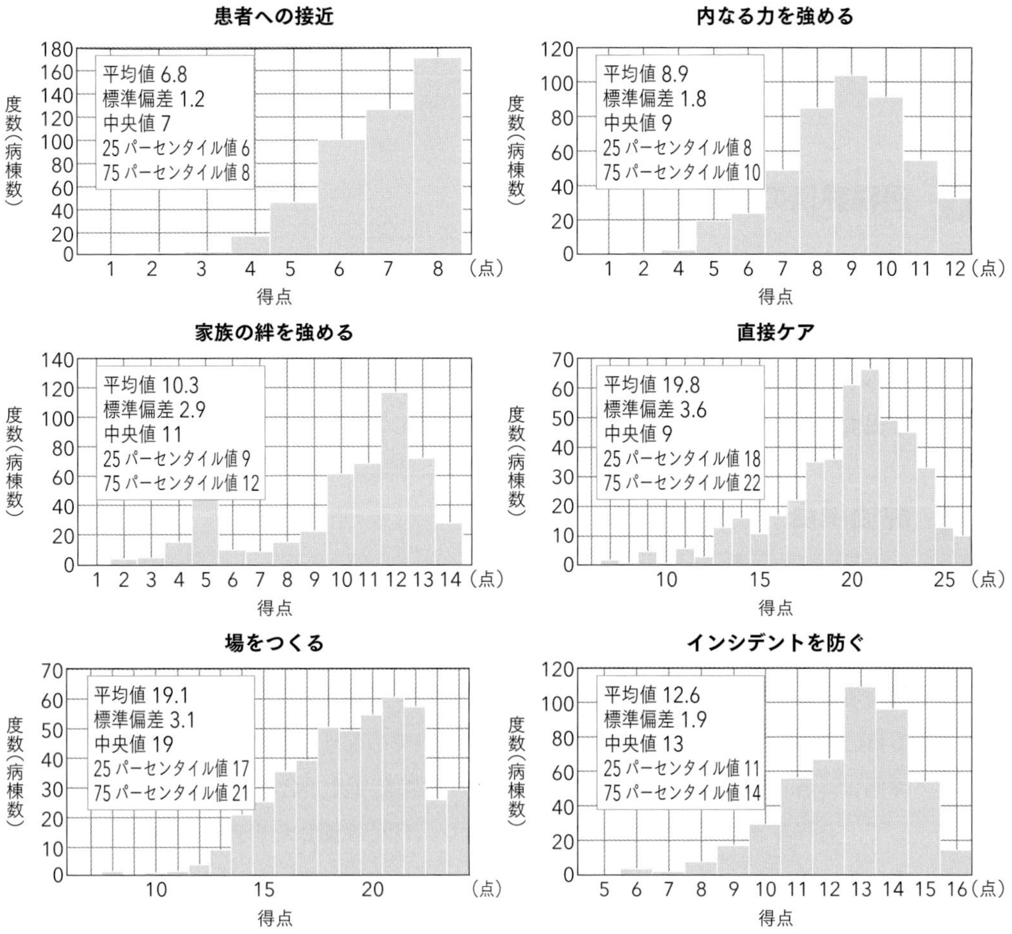

図 2-4　構造評価：各項目の得点分布

「1. 患者への接近」に関しては，これまでも高得点に偏る傾向があり，天井効果を認めた項目のハードルを上げてきたがやはり高得点に偏っている。このことは，本評価の参加病院のような比較的大規模な病院では，「患者への接近」を行うための患者情報の整備，患者尊重の姿勢の明示が充実していることが考えられた。「3. 家族の絆を強める」では，二峰性の分布をとり，家族/重要他者と気持ちよく過ごせる空間，時間の確保など家族のための設備が整っているところと，そうでないところとが分極していることが考えられた。このように特徴ある分布をする領域もあるが，「2. 内なる力を強める」「4. 直接ケア」「5. 場をつくる」「6. インシデントを防ぐ」の領域は，やや高得点に平均があるものの山型の分布となった。

B 過程(Process)の評価

1 過程評価の目的

過程は，看護ケアのプロセスを指し，**看護師がどのような情報をもち，それをどのように判断し，実際にどのような行為をしているか**を評価する。人材，設備や備品，システムが構造として整っていても，**看護師が患者の個別性に応じて，継続的にケアを提供することが重要**であり，さらに状況に応じたケアを提供しているのかを問う。

2 評価項目

評価項目は，6 領域「患者への接近」「内なる力を強める」「家族の絆を強める」「直接ケア」「場をつくる」「インシデントを防ぐ」におけるケアについて，象徴的・特徴的な看護実践である(**表 2-7**)。6 領域から構成する全 40 項目についての看護師による自己評価と，実際に提供した看護行為についての記述によって実施している。自己評価は，各項目，0，1，2，3 点の 4 段階の得点を与え，合計して評価している。そして，過程評価概要調査項目(**表 2-8**)により，自己評価した看護実践の対象を確認している。

過程評価を行う看護師は，痛み(苦痛)のある患者，保清ケアの必要がある患者の担当であるか，または，よく知っていることを前提とする。質問内容には，担当当日のケアについて問うものもあるので，正確に入力するために，調査期間中の日勤で対象患者を受け持った日の勤務終了時に入力すること，記録を見たり，ほかの看護師に聞

表 2-7 過程評価の評価項目

大項目	中項目	小項目
患者への接近	1.1. 看護師は根拠をもって患者や家族のことを把握している	3 項目
	1.2. 看護師は患者や家族のおかれている状態・状況を把握している	3 項目
	1.3. 看護師は患者や家族との関係づくりをしている	2 項目
内なる力を強める	2.1. 患者の状況理解を進める	3 項目
	2.2. 予測や見通しを高める	3 項目
家族の絆を強める	3.1. 家族/重要他者とともにいる場を確保する	3 項目
	3.2. 患者ケアへの家族の参加を支援する	2 項目
直接ケア	4.1. 看護師は患者の状況に合った保清をする	2 項目
	4.2. 苦痛を緩和する	5 項目
	4.3. 継続性・個別性のあるケアをする	2 項目
場をつくる	5.1. 他の専門職との意見交換の場を調整し，活用する	2 項目
	5.2. 看護師同士が協働している	2 項目
インシデントを防ぐ	6.1. 看護師は危険性を見極めながら，患者の危険なサインが出たらすぐにストップできるという構えをもち，ケアしている	3 項目
	6.2. 看護師は自らの判断で，必要に応じて指示の確認をする	2 項目
	6.3. 基準や手順を守り安全に処置をする	3 項目
	計	**40 項目**

表 2-8 過程評価概要調査項目

- 看護師経験年数
- 病棟での看護師経験年数
- 入力の対象となった患者の性別
- 入力の対象となった患者年齢
- 入力の対象となった患者の主な病名

いたりせずに，わかる範囲で回答すること，「おもい」ではなく，事実の回答を行うことを依頼している。過程評価について，自己評価に加えて，各看護行為についての記述を求めているのは，「自己評価」による評価のブレを確認する意味をもっている。

一般的に「自己評価」は，評価者自身が過大/過小評価をする可能性があり，適正な評価からのブレが生じやすいという短所がある。そこで，具体的なやりとりなどの事例を記述したうえで自己評価を行うことにより，事実に基づいてより正確に自己評価ができるように工夫している。また，評価者自身が実施したことを記述することで客観視する機会を提供することを意図している。機構では，同時に，研究のプロセスにおいて，記述された文章を自動判定する試みを実施している(111 頁参照)。

❶患者への接近

患者への接近とは，看護師が患者や家族に関心をもち，患者の状態を把握することを意味し，過程評価では，**患者の身体状況や希望を看護師が把握するときの近づき方**を評価する。

たとえば，患者・家族の希望や患者の医学的な身体状況や生活状況の把握の程度を的確に把握しているか，それに基づき個別の看護ケアを実践しているか，また，患者・家族との関係づくりとして，看護師が担当である自身の紹介や役割をどのように伝えているか，患者と看護師の役割について話し合い，明確にしているかなどの評価である。

1.1. 看護師は根拠をもって患者や家族のことを把握している

看護師が患者や家族のことについて把握する内容は多岐にわたり，その把握方法は，自ら直接聴取する方法，申し送りや記録からの確認，患者の言動からの類推や一般的な推測など様々である。そこでまず，把握の内容の根拠に焦点を当て，「1.1.1. 看護師は患者や家族が望んでいることは何かを知っている」「1.1.2. 看護師は患者や家族がどのような情報を欲しいと思っているのかを知っている」「1.1.3. 看護師は患者や家族がどのようなことをして欲しいと思っているかを知っている」をおいている。

1.2. 看護師は患者や家族のおかれている状態・状況を把握している

看護師が患者の状態について把握する内容のうち，具体的で特徴的な内容として，「1.2.1. 患者の医学的な側面の把握をしている」「1.2.2. 患者の生活状況を把握している」「1.2.3. 患者に対して個別の看護ケアがある」をおいている。

1.3. 看護師は患者や家族との関係づくりをしている

看護師が患者との関係づくりのための具体的な活動として，自己紹介や患者および看護師としてのお互いの役割を明確にすることも重要である。そこで，「1.3.1. 看護師は自己紹介をして，患者に近づいている」「1.3.2 入院治療に伴う患者と看護師の役割と責任について話し合い明確にする」をおいている。

❷内なる力を強める

内なる力を強めるとは，患者が自分の状況を理解し，予測性や見通しをもつことができるように援助することで，患者のもつ潜在的な能力を強め，より良い状態にすることを意味する。過程においては，**病状や療養生活上において患者が欲しいと思っている情報や，今後の見通し，退院計画などについて，どのように患者に伝えているか**を評価する。

2.1. 患者の状況理解を進める

患者の状況理解を進めるためには，患者が欲しいと思っている情報を適切に根拠をもって，わかりやすく説明することが重要である。そこで，「2.1.1. 看護師は，患者が欲しいと思っている情報を伝える」「2.1.2. 看護師は，痛みの原因や根拠を具体的に説明する」「2.1.3. 看護師は，痛みの治療や処置の説明を行う」をおいている。

2.2. 予測や見通しを高める

患者が自分自身の病状等について理解し，見通しをもって自分自身の療養生活に向き合うために，「2.2.1. その日の予定を伝える」「2.2.2. 今後の見通しを伝える」「2.2.3. 退院計画を患者と共有する」ことの実施について問うている。

❸家族の絆を強める

家族の絆を強めるとは，家族が家族としての役割を果たせるように看護師が配慮しながら働きかけることを意味し，過程では，**患者が家族/重要他者と気兼ねなく面会時間をすごせるような働きかけや，家族の負担を考慮したうえでの意図的な働きかけ**について評価する。

3.1. 家族/重要他者とともにいる場を確保する

家族や重要他者の存在は，患者の治療および療養生活において，とても大きな影響をもつ。家族や重要他者とのつながりを保つために，「3.1.1. 面会時間を融通できることを家族に伝える」「3.1.2. 面会のために看護ケアの時間を配慮できることを家族に伝える」「3.1.3. 家族が待つ時や，付き添う時の居場所を家族に伝える」ことの実施について問うている。

3.2. 患者ケアへの家族の参加を支援する

患者ケアにおいては，家族だからこその甘えや遠慮，お互いの負担などもある。入院中は看護師がケアを提供するが，入院前や退院後の生活を考慮しつつ，家族が家族としての役割を果たせるよう，看護師の意図的なかかわりとして「3.2.1. 家族の負担について把握する」「3.2.2. 家族の絆を強めるために意図的にかかわる」をおいている。

❹直接ケア

直接ケアとは，保清や痛みの緩和など看護師が行う具体的な看護行為を意味し，過程では，**患者の状態に合わせた柔軟なケアを継続的に行うための行動を起こしているか，痛みをとるために根拠をもって適切に鎮痛の処置を行っているか**，について実際の行動を評価する。

4.1. 看護師は患者の状況に合った保清をする

患者の療養生活において，自分で清潔を保つことができない患者にとって，保清は，とても大切なケアである。そして，そのような患者は，状態も変化しやすい。その患者の状況の応じたケアの実践を確認する項目として，「4.1.1. その患者の状況や流動的な状態に合わせてケアを行っている」「4.1.2. 患者の特性，その人らしさ，価値観，希望にそってケアを行っている」をおいている。

4.2. 苦痛を緩和する

苦痛の緩和では，「4.2.1. 痛みを適切な方法で評価する」「4.2.2. 痛みを予測して，計画的に鎮痛剤を使用している」「4.2.3. 鎮痛剤の副作用に対処している」「4.2.4. 痛みに対する処置の効果を評価している」「4.2.5. 痛みに対する治療について医師に意見を言っている」をおいている。苦痛は，単に身体的な疼痛のみではないが，患者の状況・状態に応じて，鎮痛剤等の効果を確認したり，痛みに対する処置等の効果を適切に評価し，根拠をもって患者の苦痛を緩和するためのケアを行うことが重要である。この項目はそのための看護師の実践を確認するものである。

4.3. 継続性・個別性のあるケアをする

入院中の患者へのケアは，1 人の看護師だけで提供するわけではない。継続性・個別性のあるケアを確認するため，「4.3.1. ケアの見直しや修正をしている」「4.3.2. ケアの方法を変更した時，ほかのスタッフに伝えている」をおいている。

❺場をつくる

場をつくるとは，看護師が看護師同士，あるいは他職種と連携している状況(場)をつくること，連携を支えるための場をもつことを意味し，過程では，**実際に患者の問題を他の職種と話し合っているか，仕事をカバーし合っているか**，について実際の行動を評価する。

5.1. 他の専門職との意見交換の場を調整し，活用する

近年では，チーム医療は当然のことであるが，具体的な状況に基づいて，看護師の他職種への積極的なかかわりや看護師としての役割を確認するため，「5.1.1. 患者の痛みの緩和について他の職種の意見を求める」「5.1.2.(痛み以外の問題でも)この患者について多職種間で話し合う場を調整する」をおいている。

5.2. 看護師同士が協働している

看護師同士の協働は，あらためていうまでもなくとても重要である。しかし，一方で，一勤務帯の業務割りあての状況や看護提供方式により，看護師同士の協働の仕方は様々

である。基本的な看護師の協働の状況として，「5.2.1. 平常時において，看護師同士が協働する」「5.2.2. 突発的な状況（急変）において看護師同士が協働する」をおいている。

❻インシデントを防ぐ

インシデントを防ぐとは，患者にとって安全な環境を整えること，また，患者の状態に合わせてリスクを見極めながら，患者の可能性を最大限に活かすようなケアを進めていくことを意味し，過程では，**リスクを判断する看護師の行為，必要に応じて指示を確認する行為，基準/手順を守り安全に処置する行為**を評価する。

6.1. 看護師は危険性を見極めながら，患者の危険なサインが出たらすぐにストップできるという構えをもち，ケアしている

入院中の患者の状況は，治療や回復の過程で不安定なことも多く，危険を伴うことも多い。そのような状況下において，患者の状態に応じたリスクを判断する看護師の行為として，「6.1.1. 苦痛や危険性を判断している」「6.1.2. 患者の可能性や希望を把握している」「6.1.3. 危険なサインを理解している」をおいている。

6.2. 看護師は自らの判断で，必要に応じて指示の確認をする

入院中の患者に関する指示は，医療的指示やケアに関する指示など，様々であり，さらに患者の状態に応じて変化することも多い。それらの指示について，実際にケアを提供する看護師としての責任を果たすための行為として，「6.2.1. 医師の指示内容が患者の状態に合っていないときは確認する」「6.2.2. 患者ケアについて不確かなことは確認する」をおいている。

6.3. 基準や手順を守り安全に処置をする

安全に看護実践を行うための基本的な活動の評価として，「6.3.1. 安全に関する基準をもとに処置が行われている（感染防止基準や事故防止基準）」「6.3.2. 基準の修正を行う」「6.3.3. 手順通りに行う」をおいている。

3 過程評価の実際

過程評価は看護師が実施する。評価の実施手順として，1病棟あたり看護師5名分のIDとパスワードが郵送されるので，看護師は，それを用いてインターネット上のサイトに入り，過程に関する回答を調査期間中1回入力する。回答は，選択式による自己評価と記述を行う必要がある。記述部分は，文章での説明を求めるため，質問が表示されてから記憶をたどると入力に時間を要することがある。このため事前に，設問を確認し，実施したケアを振り返ったうえで入力すると，効率的に入力できる。

4 過程評価の結果(例)

2005年よりシステムを運用している。ここでは過程評価を具体的にイメージしていただくために2017～2019年のデータ(482病棟)について紹介する。

❶入力データ

入力データは，2017年144病棟(651件)，2018年172病棟(774件)，2019年166病棟(778件)，計482病棟(2,203件)であった。入力した看護師の看護師経験年数は，平均11.6年(±8.3年)，部署経験年数は，平均4.3年(±4.3年)であった。

❷過程得点

病棟ごとの過程評価の総合得点を**図2-5**に示した。全体の平均得点率は，78.6%であった。領域別に確認すると，それぞれ特徴的な分布が確認できる(**図2-6**)。

6領域それぞれの得点分布を**図2-7**に示す。

「患者への接近」は，平均19.7点(得点率82.0%)，中央値20.0点であり，満点までには至らないが，25パーセンタイルは18.8点であり，標準偏差(SD)は1.8でばらつきはやや小さく，ほとんどが8割以上の得点が得られている。

「内なる力を強める」は，平均13.1点(得点率72.9%)，中央値13.4点，25パーセンタイルは11.8点，SDは2.4であり，6領域の中で最も得点率の低い領域である。

「家族の絆を強める」は，平均11.3点(75.5%)，中央値11.6点，25パーセンタイルは10.0点，SDは2.0であった。この領域は，「内なる力を強める」に次いで得点率が低く，得点分布のばらつきが大きい領域である。

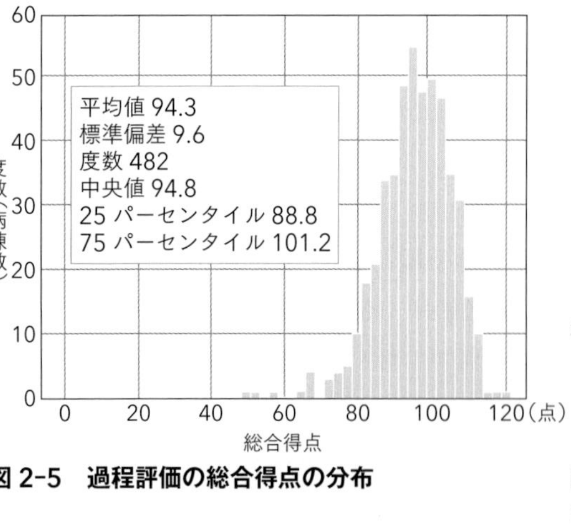

図2-5 過程評価の総合得点の分布

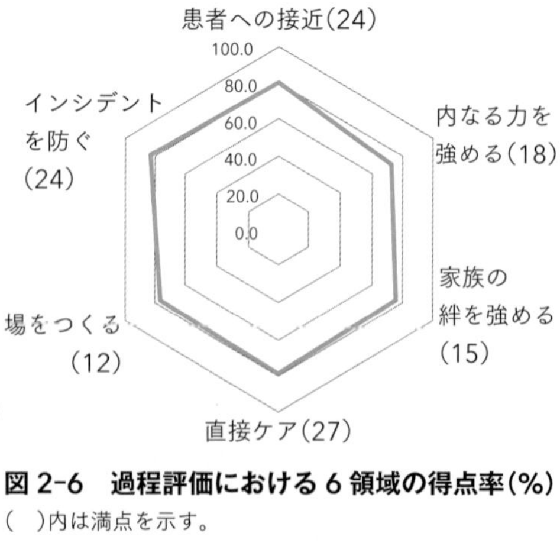

図2-6 過程評価における6領域の得点率(%)

( )内は満点を示す。

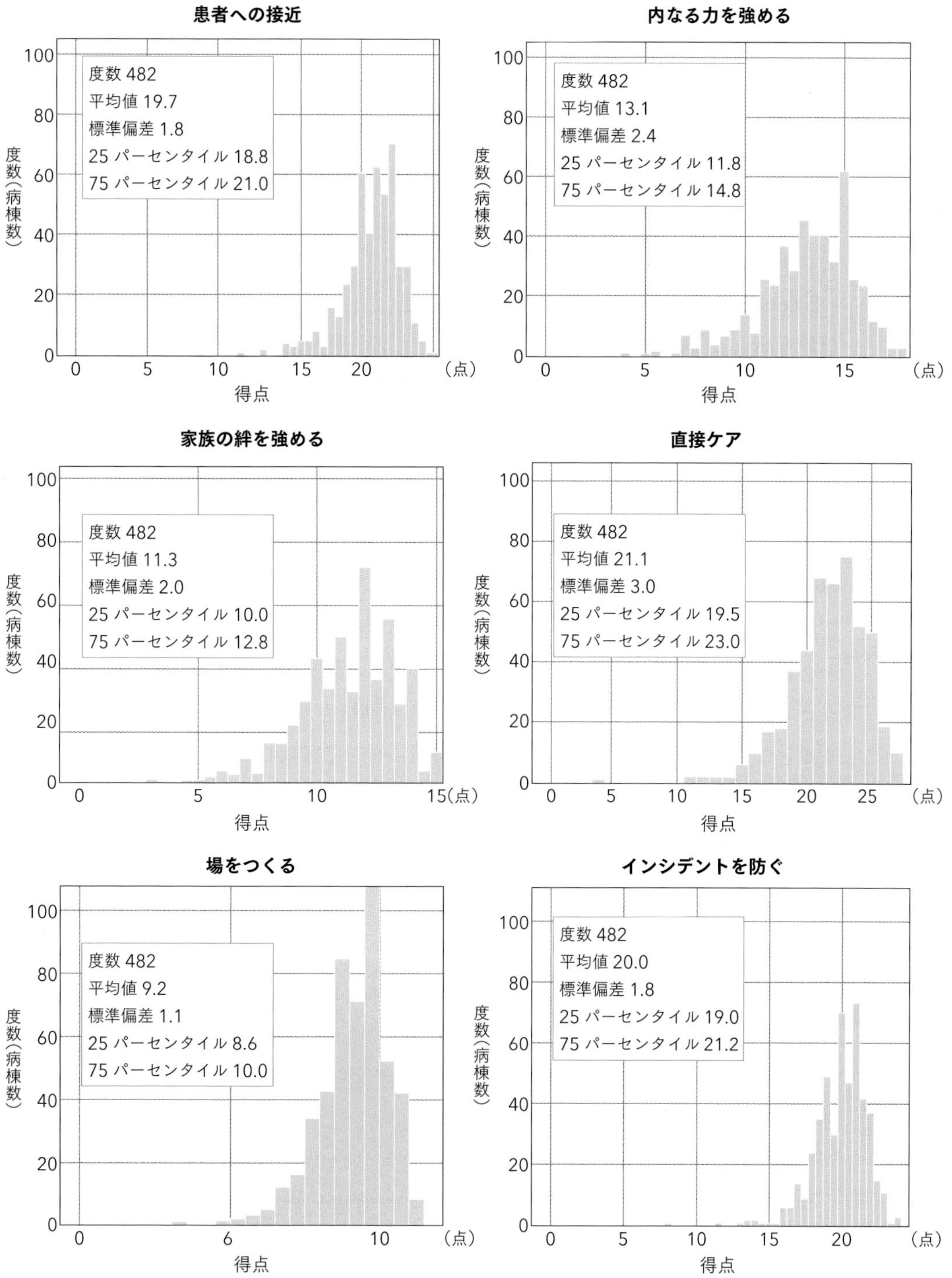

図 2-7　過程評価：各項目の得点分布

「直接ケア」は，平均21.1点(得点率78.3%)，中央値21.4点，25パーセンタイルは19.5点，SDは3.0であった。直接ケアは，6領域の中で評価項目数が最も多く9項目で構成している。そのため，得点の分布も大きくなると考えられる。

「場をつくる」は，平均9.2点(得点率76.8%)，中央値9.4点，25パーセンタイルは8.6点，SDは1.1であった。この領域は評価項目数が最も少ない。

「インシデントを防ぐ」は，平均20.0点(得点率83.3%)，中央値20.2点，25パーセンタイルは19.0点，SDは1.8であった。

2006～2008年のデータの得点率に比べると，「インシデントを防ぐ」領域の得点率が最も高く，「内なる力を強める」領域の得点率が最も低いことに変わりはないが，「内なる力を強める」の得点率は，4ポイントほど上昇しており，評価対象となっている病棟の過程評価結果は改善していることが示唆される。

看護の質評価において，過程評価は，看護の実践そのものの評価である。看護は，時代や状況に応じて要求水準が変化するものであり，結果として，看護における過程評価の内容も変化する。過程評価の指標は，常にその時代に応じた内容となっているかの見直しをする必要がある。また，より高い精度の評価を求めるのであれば，専門家による第三者評価を用いて，実践の場面を観察や看護師からヒアリングを行うなどが必要とされるであろう。一方，専門職としての看護師は，自らの実践を客観視したうえで自己評価し，実践の改善をめざすことが期待される。今後，「看護の質を評価する」ことが一般的になり，自らの看護実践に対して客観的な記述を行うことが負担感なくできるようになることを期待したい。

C アウトカム(Outcome)の評価

1 アウトカム評価の目的

質評価においてアウトカム評価は，提供した看護ケアの成果を評価するものである。このため，看護介入の効果を鋭敏に反映する指標(Nursing-sensitive indicators)を設定する必要がある。

本システムで使用しているアウトカム指標は，「看護の質の評価基準に関する研究会」での先行研究(内布ほか，1994；近澤ほか，1994)によって導き出された結果指標をもとに，近澤らにより妥当性の検討が行われ(近澤ほか，1998)，アウトカム指標の調査方法と質問項目を作成(内布，2002)，その後も前述したエビデンスを参照しながら精錬を重ねてきたものである。現在は，アウトカム指標として，「患者満足度」「インシデント」が設定されている。インシデント項目としては，「転倒」「転落」「褥瘡」「院内感染」「誤薬」が設定されている。これらについて，具体的な調査方法と調査結果，およびアウトカム指標の活用について紹介する。

2 評価項目

❶患者満足度

患者満足度は，看護ケアの質評価の指標の１つとして，提供した看護ケアが対象にどのように受け止められているのかを示すアウトカム指標である。

患者満足度について，ドナベディアン，A. は，サービスの受け手である患者は最終的な評価者であり，医療者がその期待に応えたのかどうかがわかるため，患者満足度は，医療の質の評価として本質的な指標だと述べている(Donabedian, 1980)。患者満足度は，古典的には，医療の質を「良い(あるいは悪い)」と判断され，医療者の対人マナー，専門技術能力，病院の設備・利便性，医療費という４つの要素で研究がすすめられてきた(Coser, 1956; Davis & Ware, 1991)。

看護ケアの評価においても患者満足度はよく用いられている指標である。日本では患者満足度の妥当性，信頼性を示す報告は少ないが，米国では，医療サービスの質と妥当性は，患者とその家族の満足度によって測定できると考えられ(Merkouris et al., 2013)，医療の質の最も重要な指標であり，医療サービスの成果と考えられている(Abdel Maqsood, et al., 2012)。自分の受けているケアに満足している患者は，提供される医療に従う可能性が高く，その結果，健康に良い影響を与えることが報告されている(Buchanan, et al., 2015)。一方，建物の快適性，支払った金額の適切さといった構造面に関する要因は患者満足度との関連が弱いことが示されている(長谷川・杉田，1993)。

本システムで使用しているアウトカム指標は，前述したように先行研究を参照しながら精錬を重ねてきたものである。現在使用している患者満足度の調査項目を**表 2-9**に示す。

質問項目は，患者への質問 14 項目からなっている。回答の選択肢は，「おおいにそう思う」「そう思う」「そう思わない」「まったく思わない」の４段階の選択肢として，点数化し評価している。調査項目の特徴は，①６つの領域を網羅した質問項目を設定していること，②看護に特化した内容であること，③直接ケアの内容を盛り込んでいること，④家族に対する項目があること，⑤汎用性(小児以外)があることなどである。

また，Web 版看護ケアの質評価総合システムを開始した当初は，患者・家族の双方に対して調査を実施していたが，これまでの調査結果から，患者・家族からの回答はほぼ相関することと，患者への調査項目のなかに家族に関する質問があることから，現在は患者のみを対象としている。

表 2-9　患者満足度の質問項目

1. 患者への接近	看護師はあなたの希望を確認しないことがあった 私の身体の状態をよく知らない看護師がいた
2. 内なる力を強める	わからないことは気兼ねなく看護師に質問ができた 納得して，治療・看護が受けられた
3. 家族の絆を強める	ご家族(大切な方)への看護師の対応に満足できた 面会の際，気兼ねなくご家族と一緒にいられた
4. 直接ケア	自分でできないときに，看護師は上手に世話をしてくれた(身体を拭く，トイレの世話など) 痛みがあった時やつらい時の看護師の対応に満足できた 看護師から大切にされていたと思う
5. 場をつくる	伝えて欲しいことをひとりの看護師に言えば，ほかの看護師にも伝わった 看護師に言えば，必要なことは医師に伝わっていた
6. インシデントを防ぐ	看護師がいることで，安心して検査や治療が受けられた 安心して世話を受けられない看護師がいた
総合	全体として，入院中の看護師の対応に満足できた

❷インシデント項目の選定

看護師は，患者に安全にかつリスクを見極めながら医療・看護ケアを提供したり，また提供された医療をモニタリングする役割がある。また患者の合併症の予防や問題を早期に発見する責任があり，このような「インシデントを防ぐ」という看護活動の結果があらわされる項目を指標として選定した。

それぞれの項目について，定義およびカウント方法を**表 2-10** に示す。第三者評価方式では，インシデント項目は「転倒」「転落」「褥瘡」を項目としていたが，Web 版自己評価方式にした時点で，さらに「院内感染」「誤薬」を追加した。これら5項目はアウトカム指標として客観性があり，看護介入との関連があり，さらに改善の結果の指標となると考えられる。

3　アウトカム評価の実際

❶患者満足度調査の方法

患者満足度調査は，自記式質問紙を使用している。退院が決定した患者に，看護師長がアンケート用紙を配布し，回答は病棟内の回収箱または郵送で回収する。1つの病棟調査でのアンケート用紙の配布は50部を目標とする。質問紙では患者の属性として，年齢，性別，入院日数を尋ねている。

また，質問紙の一部を**図 2-8** に示す。質問紙自体にも工夫を凝らしており，質問1つひとつを1ページに独立させ，挿絵を入れて内容をわかりやすくしている。現在は，デジタル化を行いインターネット上で入力できるようにして併用している。かつて

表 2-10　インシデント項目の定義とカウント方法

項目	定義とカウント方法
転倒 転落	【定義】 転倒：段差のないところで，転ぶこと。転ぶ速度は問わない。 転落：段差のあるところから，落ちること。落ちる速度は問わない。 事故の大小にかかわらず，また看護職の介助や家族の付き添いの有無にかかわらず，病棟内で起きた転倒・転落の全例をいう。検査等でやむを得ず病棟を離れた場合の転倒・転落も含む。 【カウント方法】 看護師が把握した全てのケースをカウントする。
褥瘡	【定義】 持続する発赤(改訂 DESIGN-R® 2020, d1)の状態で，褥瘡形成とする。 【カウント方法】 入院中にできた褥瘡をカウントする。たとえば，入院前からある褥瘡はカウントしないが，同一患者が入院中に新たに褥瘡を生じた場合はカウントする。また同一患者の場合，3 か所に褥瘡があれば「3」とカウントする。
院内感染	【定義】 入院 48 時間(3 日目)以降に，原疾患とは別に発症した感染症。 【カウント方法】 ＊入院時に発症していた感染症は含まない。 ＊対象は患者のみとし，病原菌の検出があったものとする。
誤薬	【定義】 患者に与薬されるべき薬剤と異なる薬剤・量・経路で与薬されたこと，および与薬されるべき薬剤・量が与薬されなかったこと。点滴，内服，外用薬を問わない。 【カウント方法】 ＊当該病棟入院中の患者に対する与薬のうち，看護師が関与した誤薬(患者間違い，薬剤の間違い，量の間違い，与薬時間の間違い，与薬経路の間違い)の件数をカウントする。 ＊「与薬されるべき薬剤・量が与薬されなかった」とは，予定時間の次に与薬する予定の時間まで与薬されなかったことをいう。 ＊誤薬の患者への身体的な影響の程度は問わない。 ＊与薬される前に誤りに気づき，事前に誤薬を回避できたものは含まない。

は，満足度調査を 1 枚の紙にリストのように展開していたが，これでは十分な因子に分かれなかった。また，回答は 4 段階だがそれぞれの質問の表現にあった回答を準備し，肯定形だけでなく，否定形の質問を混在させている。これらにより，1 つひとつの質問がほかの回答に影響されないように工夫している。

❷インシデント項目のデータ収集方法

インシデントの項目については，60 日間データを収集し，患者 1,000 人あたりの発生件数として基準値を算出している。調査期間が短すぎると，特定の対象の影響を受けるなどデータのばらつきが大きくなる。それを避けるために，60 日間のデータとしている。

インシデントは，患者の年齢や疾患などに影響を受けるので，厳密にはほかの病棟

質問 1　看護師がいることで，安心して検査や治療が受けられた
1. いつも安心できた
2. だいたい安心できた
3. 安心できないことが多かった
4. いつも安心できなかった

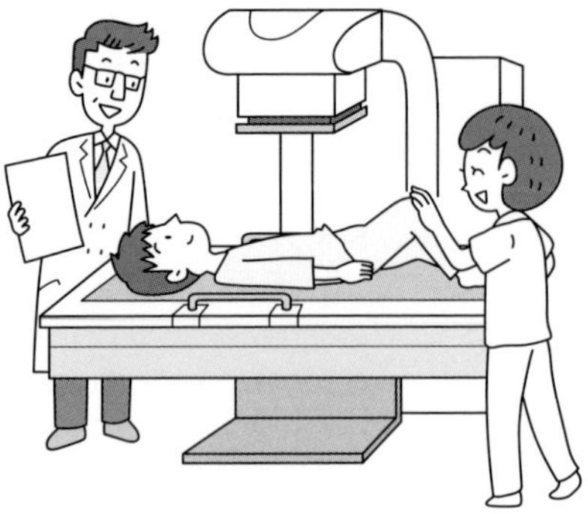

図 2-8　患者満足度調査の質問紙の一部

と比較することは難しく，自病棟で継続して追跡検討することが望ましい。

4　アウトカム評価の結果(例)

実際の状況がイメージできるように 2017〜2019 年に実施したアウトカム指標の結果(のべ 464 病棟)の一部を以下に示す。

❶患者満足度調査の結果

患者満足度評価の回答数は 15,152 名(平均年齢 59.3 ± 19.0 歳，男性 49％)，平均入院日数は 19.5 ± 32.3 日であった。全回答の分布をみると**図 2-9** のように高得点に偏った。患者満足度調査の結果は，一般的に良好であり，全国的な入院患者を対象とした満足度調査においても大病院では 74.8％が満足と回答している(厚生労働省，2019)。

一方，病棟ごとに患者満足度評価の平均をとると，総得点(**図 2-10**)，各領域(**図 2-11**)のようにばらつきのある分布となった。患者満足度評価の結果はその差は大きくないが，各病棟の患者からの評価を反映することが期待される。

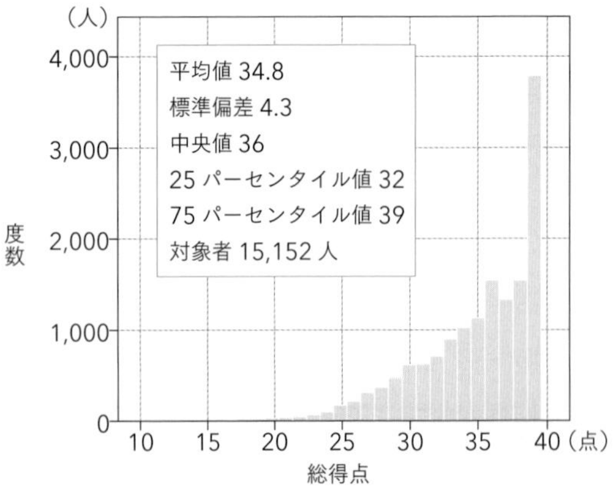

図 2-9　全回答者の患者満足度総得点の分布

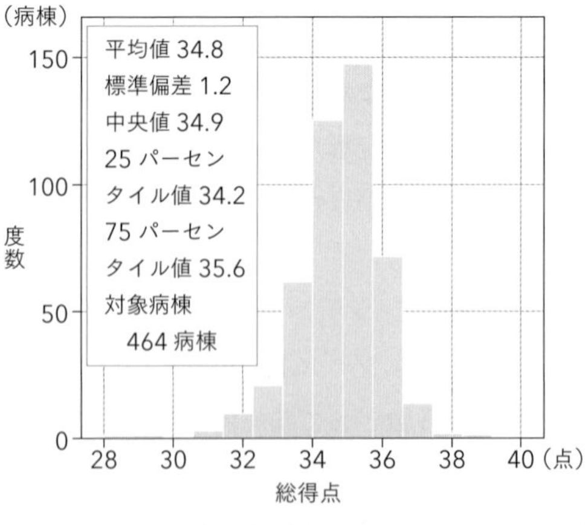

図 2-10　患者満足度調査・総得点分布(病棟ごとに患者の評価の平均値をとったデータ)

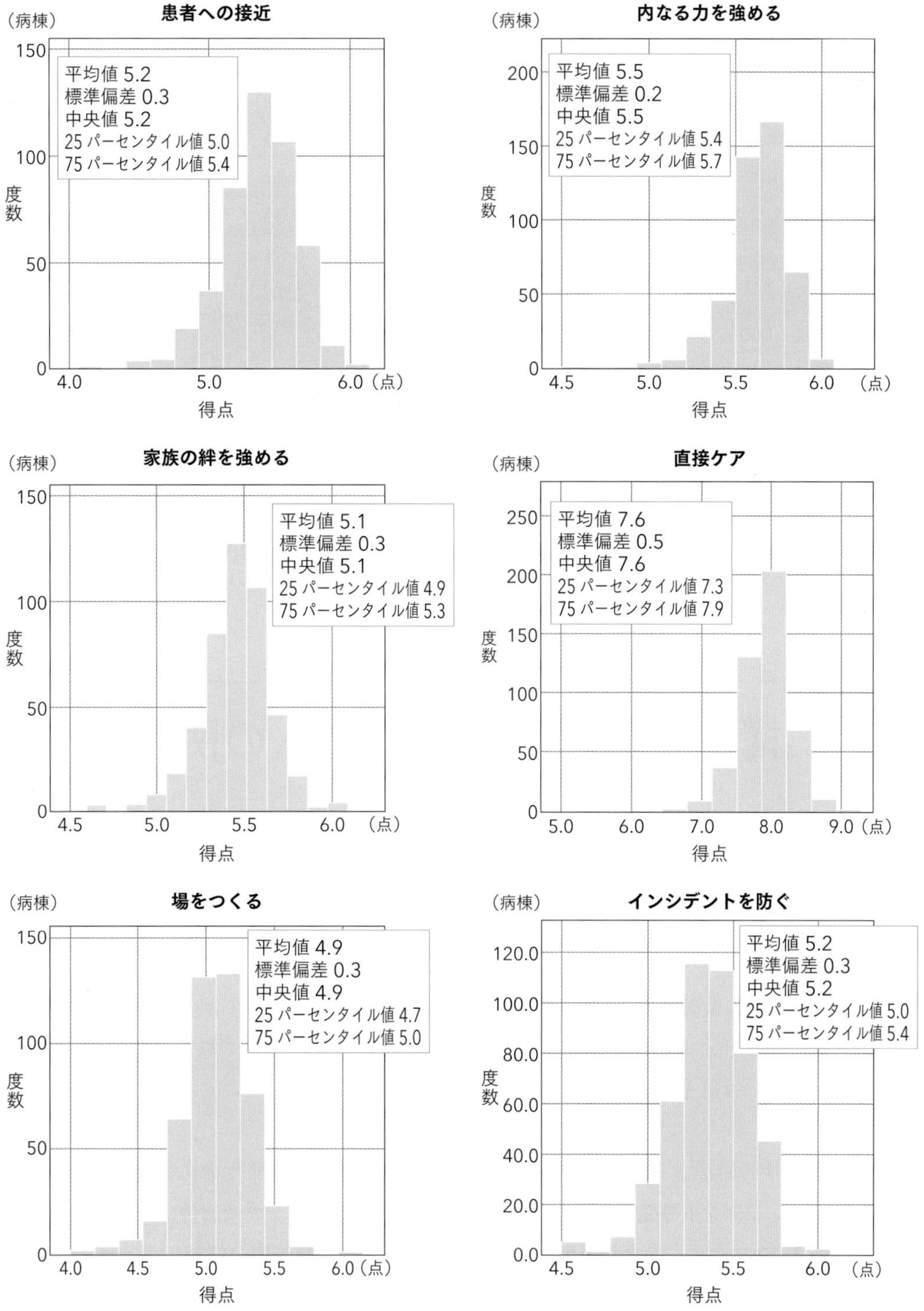

図 2-11　患者満足度調査　領域別得点(病棟ごとに患者の評価の平均値をとったデータ)

表 2-11　インシデントの発生率

		転倒	転落	褥瘡	院内感染	誤薬
平均値		1.54	0.35	1.11	1.10	1.97
中央値		1.22	0.00	0.35	0.00	1.30
標準偏差		1.70	0.77	3.82	7.78	3.94
パーセンタイル値	25	0.43	0.00	0.00	0.00	0.48
	50	1.22	0.00	0.35	0.00	1.30
	75	2.21	0.43	0.76	0.58	2.39

患者 1,000 人あたりの発生件数

❷インシデント発生率の結果

インシデント項目のそれぞれの 2017〜2019 年の患者 1,000 人あたりの発生率の平均値と標準偏差を**表 2-11** に示す。インシデント等の患者 1,000 人あたりの発生率の平均値は，転倒が 1.54，転落が 0.35，褥瘡 1.11，院内感染 1.10，誤薬 1.97 であった。

D　構造・過程・アウトカムの関係

1　アウトカム指標の影響要因

アウトカムへ影響する要因を探索するためには，病棟や患者の特性など，多角度から総合的に検討する必要があるが，ここではこの評価を使ってどのようなことがわかるのかイメージしていただくために 2 変数間の関連について以下に示す(対象病棟数：443〜446 病棟)。

❶病棟の特徴と患者満足度評価およびインシデント等発生率の関連

インシデント等発生率および患者満足度と病棟の特徴との関連性についての結果を**表 2-12** に示す。患者満足度の総合点は，平均在院日数が短いほど高かった。

インシデントの発生率は，病床数が多いほど転倒の発生率が高く，1 床あたりの常勤換算看護師の配置が多いほど低かった。転倒・転落は，先行研究においても病棟患者数が多く，看護師のマンパワーが足りていないと発生しやすい傾向がみられている(Aiken, et al., 2002；Aiken, et al., 2018；金子ほか，2009)。すなわち，転倒・転落のインシデントを防ぐためには看護師のマンパワーが不可欠であることがわかる。

表 2-12 病棟の特徴と患者満足度評価およびインシデント発生率の相関

	病棟病床数	平均在院日数	病床利用率	常勤換算看護師数/床
患者満足度	−0.143**	−0.248**	−0.093*	0.095*
転倒	0.431**	0.150**	0.105*	−0.345**
転落	0.189**	0.100*	0.034	−0.196**
褥瘡	0.064	0.061	−0.012	0.026
院内感染	0.042	0.015	0.014	0.136**
誤薬	0.022	−0.044	−0.034	0.085

Spearman 相関係数 *：$p<0.05$, **：$p<0.01$

❷患者満足度に関連する項目

構造評価と患者満足度との関連性の結果を**表 2-13** に示す。構造の「インシデントを防ぐ」の得点が高いと，患者満足度に影響を与え，「家族の絆を強める」「直接ケア」は，0.2 以上の有意な弱い相関がみられた。

過程評価と患者満足度との関連性の結果を**表 2-14** に示す。「直接ケア」は，0.2 以上の有意な弱い相関がみられた。

表 2-13 構造評価と患者満足度の相関

構造評価＼患者満足度	患者への接近	内なる力を強める	家族の絆を強める	直接ケア	場をつくる	インシデントを防ぐ
患者への接近	0.011	0.022	0.039	−0.025	0.018	0.031
内なる力を強める	0.003	−0.029	0.015	0.015	0.016	−0.001
家族の絆を強める	0.113*	0.119*	0.160**	0.136**	0.113*	0.070
直接ケア	0.038	0.096*	0.054	0.102*	0.039	0.074
場をつくる	0.004	0.046	0.026	0.056	−0.020	0.067
インシデントを防ぐ	0.153**	0.140**	0.214**	0.201**	0.141**	0.207**

Spearman 相関係数 *：$p<0.05$, **：$p<0.01$

表 2-14 過程評価と患者満足度の相関

過程評価＼患者満足度	患者への接近	内なる力を強める	家族の絆を強める	直接ケア	場をつくる	インシデントを防ぐ
患者への接近	−0.032	0.055	0.089	0.113*	0.071	0.019
内なる力を強める	0.062	0.123**	0.109*	0.143**	0.054	0.072
家族の絆を強める	0.153**	0.141**	0.156**	0.197**	0.072	0.107*
直接ケア	0.084	0.190**	0.140**	0.209**	0.131**	0.068
場をつくる	−0.037	0.040	−0.010	0.014	0.055	0.006
インシデントを防ぐ	0.013	0.022	0.029	0.084	0.010	0.031

Spearman 相関係数 *：$p<0.05$, **：$p<0.01$

❸インシデントに関連する項目

構造評価とインシデント発生率との関連性については，相関係数が0.2以上であったものは，「インシデントを防ぐ」と「転倒件数」であり，構造の評価が高いと転倒件数が有意に少ないという関連が認められた(**表2-15**)。

過程評価とインシデント発生率との関連性については，無関係の仮説が否定される項目はあるものの相関係数が0.2を超えるものはなかった(**表2-16**)。

患者満足度とインシデント発生率との関連性については，転倒件数とのあいだに相関係数0.2を超える有意な相関がみられ，転倒件数が少ない病棟の患者満足度は高い傾向にあった(**表2-17**)。すなわち，転倒件数の少ない病棟は，患者に安全・安心をもたらし，患者満足度が高い傾向があると考えられた。

以上，構造・過程・アウトカムの関連をみてきた。看護の質のアウトカムとして患者満足度は主要な指標となる。我々の研究では，患者満足度は在院日数が長くなると低くなる傾向にあり，構造の「インシデントを防ぐ」の得点が高いと，また，過程の「直接ケア」の得点が高いと患者満足度は高いことが明らかとなった。加えて，転倒のインシデントが低いと患者満足度は高くなる傾向にあった。すなわち，患者は安全

表2-15　構造評価とインシデント発生率の関連性

構造評価＼インシデント発生率	転倒	転落	褥瘡	院内感染	誤薬
患者への接近	0.006	0.071	0.022	−0.019	0.002
内なる力を強める	0.066	0.002	0.054	−0.074	−0.004
家族の絆を強める	−0.091	−0.031	−0.008	−0.015	−0.129**
直接ケア	0.053	0.042	−0.061	−0.136**	−0.060
場をつくる	−0.031	−0.038	−0.024	0.010	0.074
インシデントを防ぐ	−0.201**	−0.121**	−0.057	0.018	0.093*

Spearman相関係数　*：$p<0.05$，**：$p<0.01$

表2-16　過程評価とインシデント発生率の関連性

過程評価＼インシデント発生率	転倒	転落	褥瘡	院内感染	誤薬
患者への接近	−0.045	−0.016	−0.070	−0.033	−0.131**
内なる力を強める	−0.076	−0.083	−0.092*	−0.012	−0.108*
家族の絆を強める	−0.160**	−0.146**	−0.116*	0.025	−0.122**
直接ケア	−0.097*	−0.158**	−0.102*	−0.019	−0.170**
場をつくる	0.023	−0.027	−0.046	−0.019	−0.071
インシデントを防ぐ	−0.061	−0.139**	−0.082	−0.080	−0.088

Spearman相関係数　*：$p<0.05$，**：$p<0.01$

表 2-17　患者満足度とインシデント発生率の関連性

患者満足度＼インシデント発生率	転倒	転落	褥瘡	院内感染	誤薬
患者への接近	−0.310**	−0.123**	−0.120*	−0.117*	−0.081
内なる力を強める	−0.223**	−0.113*	−0.159**	−0.050	−0.077
家族の絆を強める	−0.256**	−0.163**	−0.106*	−0.033	−0.040
直接ケア	−0.355**	−0.184**	−0.143**	−0.114*	−0.107*
場をつくる	−0.173**	−0.105*	−0.106*	−0.036	−0.026
インシデントを防ぐ	−0.271**	−0.051	−0.156**	−0.085	−0.053

Spearman 相関係数　*：$p<0.05$，**：$p<0.01$

安心を感じられる環境で個別性の高い直接ケアを受けることで満足度が高まると考えられる。そして，転倒のインシデントを防ぐためには看護師の十分な人員配置が必要であることも明らかとなった。

このように，看護の質は，構造と過程が複雑に関連しながら成り立っている。この評価方法を使うことで，何が関連しているのかがわかり，したがってどこを改善すればよいのかのヒントを提供してくれる。一方で数値化できることは依然限られており，より看護の質を鋭敏に測定できる指標を探索することが課題であると考えている。

❹構造評価と過程評価の関連性

構造評価と過程評価の関連性については，過去(2005〜2008年)には，構造評価と過程評価において有意な関係が散見されていたが，今回(2017〜2019年)では関係の可能性が示される項目はあるものの相関係数が0.2を超えるものはなかった(**表 2-18**)。

表 2-18　構造評価と過程評価の関連性

過程評価＼構造評価	患者への接近	内なる力を強める	家族の絆を強める	直接ケア	場をつくる	インシデントを防ぐ
患者への接近	0.113*	0.093*	0.035	0.038	−0.056	0.088
内なる力を強める	0.065	0.028	0.025	0.024	0.079	0.107*
家族の絆を強める	0.163**	0.156**	0.073	0.119*	−0.046	0.109*
直接ケア	0.104*	0.031	0.024	0.089	0.001	0.059
場をつくる	0.111*	0.055	0.085	0.092*	0.020	0.110*
インシデントを防ぐ	0.065	0.045	0.109*	0.082	0.019	0.066

Spearman 相関係数　*：$p<0.05$，**：$p<0.01$

2 指標の活用と今後の課題

質の評価・改善において，特定の指標を活用することは，とても有用である。特に，アウトカム指標を活用することで，①当該病棟の経年比較による改善，②類似する病棟との比較，③アウトカム指標に及ぼす要因の検討を行うことができる。たとえば，「患者への接近」領域で患者満足度が低い場合には，その要因を，構造，過程の値を組み合わせることにより，構造として情報伝達の仕組みが十分であるか，看護師が患者の話を十分に聞いているのか，といった要因を浮き彫りにすることができ，さらに，結果としてインシデント発生率に影響を及ぼすといった可能性を予測することができる。つまり，この評価改善システムを活用することにより，改善のポイントを明確にすることができる。

さらに，インシデント発生率が基準値より高い場合には，その項目の改善を目指した取り組みを検討することも可能となる。たとえば，「転倒」の発生率が高い場合には，構造・過程の見直しを行うことで，改善策を病棟で話し合い取り組むことも可能となり，継続してシステムに参加し評価を受けることで改善したかどうかを確認することができる。

ただし，インシデント等の発生率については，**「0 件を目指すべき項目(死亡事故や血液型のミスなど)」**と，**「0 件を目指すには限界がある項目」**があることを知っておいてほしい。不注意で起こる事故は減らすべきだが，医療者が細心の注意を払っていても，起こってしまうことはある。また，0 件を目標にすると 1 件起こった時点で目標は達成されなくなる。合言葉として「ゼロを目指そう」と言うのは良いが，評価目標はちょっと努力すれば達成される程度(たとえば前年比 20％減)にし，それを継続していくことが大切だと考える。たとえば，リハビリテーションに熱心に取り組む施設では，転倒のリスクはどうしても高まる。単に数値が高い・低いだけの評価ではなく，今後もデータを蓄積し，ベンチマークとなる基準値について検討することが必要と考える。

アウトカム指標は，当然，病床の特徴に左右される。このため，NDNQI®やDiNQL では，同種類の病棟との比較を提示しているが，今後データを蓄積することにより，病棟の特色をふまえたアウトカム指標の基準となる数値を提示していくことが必要と考える。本機構では，病棟の特色別に標準化することにより，ベンチマークとなる指標をみつけて示していくことで，改善への取り組みに貢献していきたい。

少子高齢化や疾病構造の変化により医療を取り巻く環境は変化し，療養の場も入院医療中心から地域生活中心へと移行しつつある現状がある。このようななかで，看護師に求められる役割も変化してきており，患者が医療に求めることにも変化がおこっている。評価指標を常に見直し，アウトカム指標の検討を続けていきたいと考える。

III リコメンデーション（評価報告書）

看護QIシステムによって評価した結果は，数値として表現される。ただし，数値のみによって看護の質が高いもしくは低いという単純な評価は適切ではない。各臨床現場にはそれぞれの状況があり，たとえば誤薬件数が比較的多い場合であっても，もともと与薬件数自体がほかの病棟と比較して数倍になっているなどの背景があれば，当然誤薬件数も多くなる。また，構造として麻痺や高齢の患者が多い場合は，看護の質がある程度維持されていても，転倒件数は多くなるだろう。評価報告書では，結果に表れた数値を解釈する際に，特にその病棟の構造面の特徴をよく考慮して，総合的な視点で記述するよう心がけている。

1 リコメンデーションの目的

看護ケアの質の評価の本来の目的は，その**評価結果をもとに質を改善すること**にある。もし単に得点評価をするだけで，その後に何の改善活動をおこさないのであれば，膨大な評価の作業の大半は無駄になるといっても過言ではない。看護QIシステムでは評価した結果を評価者が分析し，「報告書」として評価内容とリコメンデーションを当該病棟にお返しし，その後の質改善に役立ててもらうようにしている。病棟の識別はID番号で管理されているので，評価者には当該病棟がどの地区のどの病院，病棟であるかわからないようになっており，設置主体や病院の規模などの先入観なしにデータのみでリコメンデーションを作成している。また，リコメンデーションは質の低い箇所を指摘するということではなく，受け取った病棟ができるだけ，自らデータを読み，質改善のポイントがわかるようにデータの読み取り方も含めて記述しており，自主的な質改善運動が創出されることを期待している。

このようにリコメンデーションは，病棟の看護の質改善を目的として書かれるものであり，特に質改善のターゲットを具体的に示し，なぜその領域，または項目が低得点であるかをできるだけ根拠をもって示し，効果的な質改善計画を立ててもらうことを目的としている。

2 改善に結び付けるリコメンデーションの書き方

将来，自部署の評価を自ら行うことも考えられるので，ここではまず書き方について述べる。

評価・リコメンデーションは，評価結果を改善に結び付けられるように配慮して作成している。評価側の意図が正確に伝わるように「評価・リコメンデーションの目的」「構成や読み方」を報告書のはじめに示している。

「評価・リコメンデーションの目的」では，この報告書が看護ケアの改善を行うために病棟を1つの単位として評価していること，看護の技術に焦点を当ててその構造，過程，アウトカムを評価し，改善点が臨床実践に生かされやすいように示したことなどを述べ，1993年以来，看護QI研究会で明らかにしてきた看護の技術や評価の枠組みで用いる言葉の意味(**表2-19**，64頁)を明らかにして，読み手が誤解したり意味がわからなかったりすることのないよう配慮している。

示された数値をどのように解釈するか基本的な読み方についても言及し，読み手の理解が深まるように配慮している(評価・リコメンデーションの読み方については後述)。

評価・リコメンデーションの標準的な書き方は，作成する看護QI研究会メンバー間で検討し，ある程度コンセンサスを得る努力をしている。評価・リコメンデーションの作成に際しては以下の点に留意している。

❶総合評価を行う

構造，過程，アウトカムの全体像を示し(**図2-12**に例を示す)，全体の傾向をまずつかんでもらう。全体像に加えてインシデント件数も示し，改善の優先順位がわかり，効率的で系統的な改善が行えるよう示している。

❷構造，過程，アウトカム(患者満足度)は6つの領域ごとに評価する

「患者への接近」「内なる力を強める」「家族の絆を強める」「直接ケア」「場をつくる」「インシデントを防ぐ」という看護ケアの技術の6領域ごとに評価することとし，その領域の看護ケアの質が改善されることを目的としてリコメンデーションを作成して

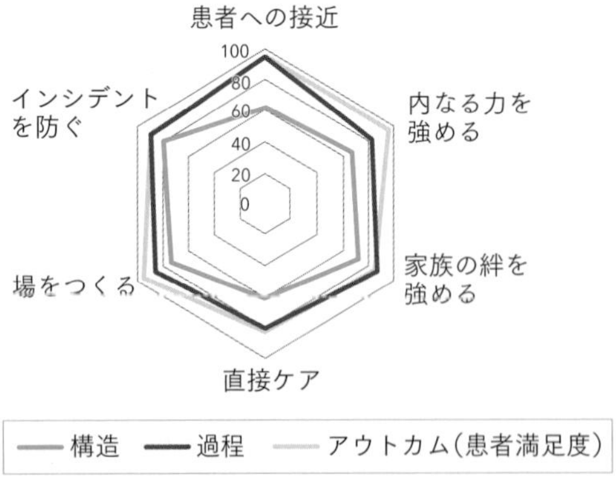

	構造	過程	アウトカム(患者満足度)
患者への接近	62.5	95.0	95.0
内なる力を強める	66.7	82.2	95.0
家族の絆を強める	71.4	86.7	85.0
直接ケア	61.5	80.0	83.3
場をつくる	75	86.7	96.7
インシデントを防ぐ	81.3	90.0	91.7

図2-12　総合評価の全体像の例

いる。看護QIシステムでは看護ケアの質を構成する6つの領域について独特な言葉を使って表現しているので，その意味がわかるようにリコメンデーションの最初に**表2-19**のように説明を掲載している。

❸自分の病棟の得点上の位置付けがわかるようにする

実際の得点を表示し，参考として受審病棟全体の平均を「全国平均」として参考までに表示しており，標準偏差などをあえて表示していない。受審病棟の特殊性など，構造的な違いによって評価は影響されるので，ほかの病棟との比較ではなく，むしろ自らの病棟の一昨年，昨年と比較していただくことを推奨している。特にインシデント件数に関しては，患者の特質に強く影響されるので，数値をほかの病棟と比較することの意味がそれほどない場合もある。

❹インシデント件数の表示

インシデント(転倒，転落，褥瘡，院内感染，誤薬)件数は，患者1,000人あたりの数値に換算して表示し，その年に評価に参加した全ての病棟の平均，最小値，最大値を参考までに示し，現在の自分の病棟がどの位置かわかるようにする。

❺インシデントや患者満足度で特に低得点の項目があるとき

インシデントや患者満足度で特に低得点の項目があるときは，構造，過程の得点に問題がないか分析するが，原因を特定して指摘するというよりは，これまでの受審病棟の得点を統計的に解析した結果，関連があるとされたものを参考として示す。論理的に因果関係が強いと解釈できる場合(たとえばガイドラインの整備〔構造〕がなく，院内感染が多発している〔アウトカム〕)は，あくまで推測される要因として示す場合もある。

❻経年的に評価をしている場合

経年的に評価をしている場合は，年ごとの変化を示し，改善状況がわかるようにする。

❼事実としてあるもの以外は評価しない

評価者の印象や憶測は排除し，データから因果関係が推測される場合は，あくまで推測として示す。

❽評価の範囲はあらかじめ決められた範囲とする

事前に対象者に告示されている評価内容，評価項目以外の評価は行わない。

表 2-19　看護 QI システム　6 つの領域の意味

患者への接近	「患者への接近」というのは，看護師が患者や家族に関心をもち，患者の状態を把握することを意味します。 《構造》では患者を看護師がよく知るための仕組み，すなわち記録の整備や患者尊重の状況に重点をおいて評価しています。 《過程》では患者の身体状況や希望を看護師が把握するときの近づき方，患者の意思尊重や確認行為を評価しています。 《アウトカム》では，患者自身が看護師は自分の体の状態をわかってくれていると思えているかなど患者から評価してもらっています。
内なる力を強める	「内なる力を強める」とは，患者が自分の状況を理解し，予測性や見通しをもてるように援助することで，患者のもつ潜在的な能力を強め，より良い状態にすることを意味します。同時に家族にも患者の状態や今後の見通しをもたせることで，家族のもつ潜在的な能力を強めることを意味します。 《構造》では，患者が自分の状況を知るために必要な資料(パンフレットや説明用紙など)が用意されているか，看護の説明責任，医療の説明への看護師の参画などがきちんと位置付けられているかを点検しています。 《過程》では，看護師が行う処置の説明をどのように患者に伝えているかを実際の事例で点検しています。 《アウトカム》では，患者に納得いく説明を受けられたかを評価してもらっています。
家族の絆を強める	「家族の絆を強める」とは，家族が家族としての役割を果たせるように配慮しながら働きかけることを意味します。家族の存在は回復への力になることを意識して家族に接している看護師の活動とそれを支えるシステムを評価しています。 《構造》では，家族との面会の場所や時間の融通性や適切性について評価しています。 《過程》では，家族が気兼ねなく面会時間をすごせるような働きかけや負担を考慮したうえでの家族のケア参加への意図的働きかけが高く評価されます。 《アウトカム》は家族の満足，気兼ねなどを患者，家族から評価してもらっています。 注)「家族」は「重要他者」を含んでいる。
直接ケア	「直接ケア」とは，保清や痛み緩和などの看護師が行う具体的看護行為を意味します。 患者の個別性に合わせたケアであること，看護ケアを提供する際の判断，実施，評価が適切であり，そのケアの継続性が保たれていることが必要です。 《構造》では，頻繁に行われる処置の看護基準が整備されていることや清拭などの日常生活を整える看護ケアが個別性を考慮して提供される体制が保証されているかなど評価しています。 《過程》では，患者の状態に合わせた柔軟なケアを継続的に行うための行動を起こしているか，痛みをとるために論理的に思考し適切に鎮痛の処置を行っているか，実際の看護師の行動を評価しています。 《アウトカム》では，ケアの結果，患者の痛みが軽減していることや上手なケアを受けたかを患者に評価してもらっています。
場をつくる	「場をつくる」とは，看護師が看護師同士，あるいは他職種と連携している状況(場)をつくること，連携を支えるための場をもつことを意味します。これらは，患者への援助が効果的に効率良く行われるために必要です。 《構造》では，役割が明確になっている組織か，看護師同士や医師などのほかの職種と日常的に患者のケアについてディスカッションする場が確保されているか，ディスカッションできる雰囲気があるか，仕事をカバーしあう体制について評価しています。 《過程》では，実際に患者の問題をほかの職種と話し合っているか，仕事をカバーしあっているか，実際の行動を評価しています。 《アウトカム》では，患者が依頼したことがほかの看護師や医師にきちんと伝わっているかどうか患者に評価してもらっています。
インシデントを防ぐ	「インシデントを防ぐ」とは，患者にとって安全な環境を整えること，また，患者の状態に合わせてリスクを見極めながら，患者の可能性を最大限に活かすようなケアを進めていくことを意味します。 《構造》では，看護師の配置数のほか，褥瘡予防の道具や手順，感染防止のガイドラインの採用などを評価しています。 《過程》では，リスクを判断する看護師の行為，必要に応じて指示を確認する行為を実際の場面で評価しています。 《アウトカム》では，患者が治療，看護を受ける際に安心することができていたかを聞いています。さらに転倒，転落，褥瘡，院内感染，誤薬，の患者 1,000 人あたりの件数を計算して評価します。

❾改善点を示すときは具体的に示す

改善点は実施しやすいように具体的であることが望まれるが，具体的すぎるとその項目が代表しようとしている領域の改善をカバーできなくなる。一方，抽象的すぎると何を改善すれば良いのかわからない。改善点を具体的に示すと同時に，その領域(たとえば「内なる力を強める」などの領域全体)の改善が必要であることを言及するなどの工夫をすることが必要である。

3 リコメンデーションの読み方

データを自分自身で解釈できるように，「評価・リコメンデーションの読み方」について下記①～④のように説明している。看護QIシステムは，当初，第三者評価方法として開発された。第三者評価の場合，当該病棟に実際に評価者が訪れてインタビューや参加観察を行い，評価点をつけていたので，評価に確信をある程度もつことができた。現在は普及のために自己評価ツールとしてWebサイト上で展開しており，実際の看護場面を観察しているわけではない。病棟にいて実際に自分たちの看護を実感している現場の看護師がこのように読み方を知ることで，機構が示したリコメンデーションよりさらに現実的で効率的な改善方法に気づくという可能性もある。

以下にリコメンデーションの読み方を示す。

❶ 3つの側面のおおまかな値(レーダーチャートの広がり)を見ます。

- **高得点ほど外側に広がります。**
- **3つの円のバランスを見てください。1か所だけへこんでいたり，突出しているということはないでしょうか？**
  - ▶これまでの看護QI研究会の経験によると，極端にいびつな円の場合，看護師が十分実力を発揮できない状況を生んでいることがありました。
  - ▶構造の得点が低くても看護師さんがよくやっていて過程の得点でカバーしていれば患者満足度は平均を上回っている病棟もありました。
- **構造と過程とアウトカムのレーダーチャートの位置関係はどのようになっているでしょうか？　同じ領域がへこんでいるときはお互いに関係性がないか病棟の状況を点検してみてください。**
  - ▶たとえば，結果得点の「内なる力を強める」が低く，同時に《構造》も《過程》も低い場合は，患者に行われる医療を説明するための資料，パンフレットが整っておらず，看護師は日ごろから説明を積極的に行っていないという状況があって，患者は治療や看護に納得していない可能性があります。
  - ▶「家族のケア」の得点は，全国的に低い得点です。あなたの病棟はどうでしょうか？　患者の回復のために家族の力はかかせないことを看護師はよく知っていますが，面会のときに丁寧に接したり，家族と一緒にいることのできる快適な場所を提供するといった発想は乏しいのが現実です。

▶構造が良くて過程は低く，アウトカムもインシデントも良くない結果である場合，病院組織としてはマニュアルなど取り揃えているが，スタッフの活動になじんでいない可能性があります。

▶構造は低い点数でも過程とアウトカムが良い病棟は，病院の建物や設備は十分ではないが，熟練看護師がそろっていて，基準やマニュアルがなくても経験豊富なので高い質を維持している可能性があります。しかし経験は明文化されていなければ伝承は難しいので改善が必要です。

▶評価項目はあくまでも各領域の看護の質を表す象徴的項目です。つまり「患者への接近」という現象の代表格としていくつかの質問項目を設定していますので，調査項目(質問項目)で高得点であったからといって，「患者への接近」能力に問題がないということではありません。象徴的な評価項目で高い得点が取れたということは，「その領域の評価が高いことが**予測される**」というふうにお読みください。

❷インシデント発生件数を読んで評価してください。

・インシデントの発生件数が平均から大きく離れて大きい場合は，ひとまずそれは優先順位の高い改善点と認識して次のことを点検する必要があります。

▶もともと転倒，転落，褥瘡のリスクの高い患者が多く入院していませんか？

▶看護師が欠員のまま病棟運営がされていませんか？

▶上記のような構造的な因子が潜んでいる場合は，看護師１人ひとりの実践に問題があるというよりケア量の多い患者数をコントロールできていない可能性を考えます。

・「0 件を目指すべき項目」と「減らすには限界がある項目」を知っていてください。

▶転倒は，患者 1,000 人あたり３件程度は努力しても発生するといわれています。看護師はリスクを負ってリハビリを行い，患者の日常生活行動を拡大しますので，リハビリに熱心な病棟では転倒が０件になることは難しいと思われます。転倒を減らす努力は怠ってはいけませんが，数件の転倒は覚悟をしなければいけません。むしろ転倒したときの適切な対応が重要です。

▶転落も転倒と類似した現象ですが，リハビリとの関係から推測するとむしろ限りなく０件を目指してもよい項目といえます。

▶終末期の患者の希望で体位変換をあえて差し控える状況もあるので，褥瘡は0件になかなかならない項目です。褥瘡を予防することも大切ですが，終末期などの特殊な場合は今の患者にとって何を優先するか判断することも重要です。

▶誤薬は限りなく0件を期待したい項目ですが，看護師と患者と双方が関与しているので0件にすることは非常に難しいと思います。患者に服薬管理能力をつけてもらうために患者に管理してもらい，看護師は支援するというアプローチが看護上優れています(質は高い)が，件数は多くなる可能性があります。かといって看護師が全部管理するのでは，退院後，服薬管理の意識を育てることができません。また，誤薬の全てが顕在化しているわけではないので数値を読むときはその点を注意してください。

・**インシデント件数が高値ではずれ値の場合，構造，過程のへこんでいる領域の看護の質が影響していないか検討してみてください。インシデント件数には全ての領域が関連している可能性があります。**

▶転倒や転落が多いのは看護師の患者分析能力が関係している場合があります。看護QI研究会の経験では，患者の状態を理解できるように事例分析の方法を訓練した病棟で，看護師が早めに対処し，転倒を防ぎ件数が激減したという病棟があります。

▶高齢の患者の排尿パターンを知って事前にトイレに誘導することや気になっていることをよく聞いて，理解したことを伝え，安心できる説明を意図的に行うことも件数を減らすのに役に立つことがあります。

▶文献によるとバーコードの導入は患者間違いを減らし，多面的なバリアプレコーションは感染率を減らすことが実証されています。

❸患者，家族満足度はあくまでケアサービスの受け手の満足度ですのでそのまま看護ケアの評価として読むときにはいくつかの留意点があります。注意して読み取ってください。

・**満足度は期待値に影響を受けます。すなわち標準的な看護ケアを提供していても患者の期待が高いときは満足度が低く評価される可能性があります。**

▶看護QI研究会の経験では，看護師の配置数が明らかに少ない病棟であっても比較的満足度は維持されている印象がありました。

▶長期入院の患者，40代，女性はほかの満足度調査でも低い点をつけるといわれています。

▶反対に高齢者は感謝の気持ちが強く，高い評価になるといわれています。

・6つの領域のそれぞれの構造，過程の得点がそのままその領域の満足度に関係しているかどうかはいまのところ検証されていません。
・満足度調査に回答するかどうかは強制ではありませんので，回答の意思のある患者集団の何らかの特徴が評点に影響している可能性があります。

❹平均値との比べ方

・各評点には参考のために平均値を併記しました。今回調査に参加した病棟の平均値です。病棟によって状況が異なりますので，一概に比較できませんが，参考にしてください。
▶この評価ツールは質の改善に役立てるという目的をもっていますので，ほかの病棟と比較するよりむしろ，昨年の自分の病棟の値と比較することが重要です。
▶過程の得点は複数の病棟看護師の平均点を示していますので，昨年の自分（看護師個人）の値と比べることはできません。
▶昨年評価をしていない病棟は来年も是非評価をして，比較してみてください。
・今後，数多くの病棟データが集積されれば，条件の似通った病棟グループをつくり，特定のタイプの病棟グループの標準値を示すことができるようになり，ほかの病棟との比較をすることも可能になります（現時点ではまだそのような標準値は提供できていません）。

このように看護QIシステムで評価した結果とともに改善ポイントを示したリコメンデーションを各病棟にフィードバックしている。地域での病院の役割や機能の違いや同一病院内でも入院する患者集団の特性によって，データを同じように解釈することはできないが，看護QI研究会のこれまでの経験をもとに，可能な範囲で改善点まで示すようにしている。この評価・リコメンデーションに対する病棟からの意見をアンケートによって聞き取っているが，「おおむね病棟の状況を正確に評価している」とする結果を得ており，改善のためのリコメンデーションも多くが「参考になった」と回答している。

今後は，第三者評価を一部併用して，自己評価の信頼性を検証するとともに，現在テキスト形式で保存している過程評価の根拠となる記述データに自動的に評点をつける仕組みの開発を進める予定である。また，時代の変遷とともに尺度に不都合を生じる項目を早期に発見して，尺度の検討を順次行っていきたいと考えている。

文献

・Abdel Maqsood, A. S., et al. (2012). Differences between patients' expectations and satisfaction with nursing care in a private hospital in Jordan. International Journal of Nursing Practice, 18(2) : 140-146.
・Aiken, L.H., et al. (2002). Hospital nurse staffing and patient mortality, nurse burnout, and job dissatisfaction. JAMA, 288(16) : 1987-1993.
・Aiken, L.H., et al.(2018). Hospital nurse staffing and patient outcomes. Revista Médica Clínica Las Condes, 29(3) : 322-327.
・Aiken, L.H., et al.(2017). Nursing skill mix in European hospitals : cross-sectional study of the association with mortality, patient ratings, and quality of care. BMJ Quality & Safety, 26(7) : 559-568.
・American Nurses Association(1999). ANA Indicator History. (http://www.nursingworld.org)(検索日：2022年5月10日)
・Blegen, M.A., et al. (2011). Nurse staffing effects on patient outcomes : safety-net and non-safety-net hospitals. Medical Care, 49(4): 406-414.
・Buchanan, J., et al. (2015). Satisfaction with nursing care in the emergency department of an urban hospital in the developing world : A pilot study. International Emergency Nursing, 23(3) : 218-224.
・Coser, R.L.(1956). A home away from home. Social Problems, 4 : 3-17.
・Davis, A.R., Ware, J.E.(1991). GHAA's Consumer satisfaction survey and User's Manual, 2nd ed. Group Health Association of America.
・Donabedian, A. (1980). The definition of quality and approaches to its assessment Exploration in quality assessment and monitoring, Volume 1. Health Administration Press.
・長谷川万希子，杉田聡(1993). 患者満足度による医療の評価—大学病院外来における調査から. 日本病院管理学会雑誌 30(3)：231-240.
・稲岡文昭(1995). 人間関係論—ナースのケア意欲と よりよいメンタルヘルスのために—荒井蝶子ほか(監修)看護管理シリーズ２. 日本看護協会出版会.
・上泉和子ほか(2009). Web版看護ケアの質評価総合システムを用いた看護の質評価に関する研究，平成18-20年度厚生労働科学研究補助金総括研究報告書.
・金子さゆりほか(2009). 急性期病棟におけるインシデント・アクシデント発生と看護業務・投入マンパワー量との関係. 日本医療・病院管理学会誌 46(3)：147-155.
・片田範子ほか(2006). 看護ケアの質評価・改善システムの運用，平成15-17年度科学研究補助金研究報告書.
・片田範子ほか(1996).「痛みの緩和」における看護技術. 看護研究 29(1)：5-21.
・厚生労働省(2019). 受療行動調査2019. (https://www.mhlw.go.jp/toukei/saikin/hw/jyuryo/17/dl/kakutei-kekka-gaiyo.pdf)(検索日：2022年5月10日)
・Merkouris, A., et al. (2013). Assessment of patient satisfaction in public hospitals in Cyprus : A descriptive study. Health Science Journal, 7(1) : 28-40.
・Montalvo, I. (2007). The National Database of Nursing Quality Indicators (NDNQI). The Online Journal of Issues in Nursing.
・Oner, B., et al. (2021). Nursing-sensitive indicators for nursing care : A systematic review (1997-2017). Nursing Open. 8(3) : 1005-1022.
・Page, A. (ed.)(2004). Keeping Patients Safe : Transforming the Work Environment of Nurses. The National Academies Press.
・Prescott, P., 松谷美和子訳(1994). マネジメントに生かす海外文献 医療制度改革後に病院が生き残るための重要な要素. 看護管理 4(4)211-219.
・Sakashita, R., et al. (2012). Nursing Quality Related to Medical Incidents. Proceedings of

the 2012 fifth International Conference on Emerging Trends in Engineering AND Technology (ICETET 2012), 116-119.
・近澤範子(1994). 看護ケアの質評価基準に関する文献検討. 看護研究 27(4)：70-79.
・近澤範子ほか(1998). 看護ケア結果指標と測定用具の開発. 看護研究 31(2)：155-165.
・塚本尚子, 浅見 響(2007). 病棟の組織風土が看護職のバーンアウトに及ぼす影響についての検討. 健康心理学研究 20(1)：12-20.
・内布敦子(2002). 看護 QI 研究会活動報告　看護 QI プログラムによる第三者評価, 看護管理, 12(6), 416-421.
・内布敦子ほか(1994). 看護ケアの質の要素の抽出―デルファイ法を用いて. 看護研究 27(4)：315-323.
・内布敦子ほか(1998). 看護ケア構造指標の開発と検討―試案作成まで. 看護研究 31(2)：105-116.
・Unruh, L. (2008). Nurse staffing and patient, nurse, and financial outcomes. The American Journal of Nursing, 108(1)：62-71. doi: 10.1097/01.NAJ.0000305132.33841.92. PMID: 18156863.
・山本あい子ほか(1998). 看護ケア過程指標の開発. 看護研究, 31(2)：125-131.
・山本あい子ほか(1998). 看護ケア過程指標の検証. 看護研究, 31(2), 133-153.

Chapter 3

看護ケアの質改善
—評価を改善につなげる
業務改善からケアの改善へ

I 評価を改善につなげる
看護QIシステムを用いた評価と改善のプロセス

看護質評価改善機構では，3つの要素から総合的に評価する方法を開発し，看護ケアの評価を改善につなぐことができることに焦点を当てて，取り組んできた。そこで，実際にどのようにして改善に取り組んでいったらいいか，看護QIシステムによる評価のリコメンデーションをもとに，「FOCUS PDSA」を用いた改善に結び付けるプロセスを紹介する。さらに次の「Ⅱ 評価と改善の事例」では，看護QIシステムによる評価を行い改善に取り組んだ事例を紹介する。

平成11年(1999年)にわが国で2人の患者を取り違えて手術をするという事故が起こり，これを契機に医療安全への期待の高まりとともに，質の高い医療，患者ケアへの要求が高まった。そこで医療機関は，患者中心の安心で安全な医療，看護を効果的に提供することへの取り組みを強化するとともに，安心で安全なケアを提供していることを確認するため，質を評価し，かつ医療スタッフのパフォーマンスを監視することが急激に注目されるようになった。現在ではこうした活動を推進するために，**継続的質改善(CQI**：Continuous Quality Improvement)の概念を導入し，取り組みが高まっている。

CQIは，企業などで導入された品質管理の方法で，この方法が保健医療の組織に導入された。この考えでは「顧客」を品質管理の中心におき，顧客に求められる品質を提供しようとする。保健医療の組織では，「患者中心」の質の高いサービス提供へと，継続的に改善に取り組むことへの期待が高まっている。特定の“パフォーマンス”に関する問題の分析と改善への行動計画を作成し，実践することが中心となる。

以降は，「**FOCUS PDSA**[1)]」(山内豊明．1999)とよばれる改善のプロセスモデルと，このモデルを使用するために必要ないくつかの基本的な知識やスキルを紹介する。

「FOCUS PDSA」は，米国においては多くの医療機関で利用されている一般的な品質改善アプローチで，使用が簡単なこのモデルは，あらゆる分野のプロセスの改善

1) PDCAサイクルはよく知られているとおり，問題解決や改善を継続的に行う手法として，1950年代にエドワーズ・デミング博士が提唱し，①Plan(計画)，②Do(実施)，③Check(評価)，④Act(改善)の4つのプロセスで改善を行う“デミングサイクル”として世界中に広がった。その後，1993年にデミングは“Check”を“Study”に修正し「学習」という概念を取り入れた。具体的には①Plan(計画)，②Do(実施)，③Study(研究)，④Act(改善)の4つのステップで行う。単に評価するという“Check”だけでは実施したことが計画通りに進捗しているかどうかの確認にとどまり，十分ではないとうことから，比較，分析，解析することから新たな事柄を学ぶという意味で，Studyとしたといわれている。計画したことがうまくいっても，また失敗に終わっても，そこから何かを学ぶことができることを意味する。

表 3-1　FOCUS PDSA の 9 つのステップ

F(Find)─改善が必要な「過程」をみつける
O(Organize)─その「過程」を知っているチームを編成する
C(Clarify)─その「過程」の現在の状況を明確にする
U(Understand)─「過程」を解釈，理解し，バリアンス(差異，不一致，食い違い)の原因を知る
S(Select)─継続的質改善のための計画を選択する
P(Plan)─変更を計画する
D(Do)─実行する
S(Study)─結果を分析，解釈し研究，学習する
A(Act)─変更を実施し，利益を保持することによって行動する

に適用できるといわれている。また，米国の保健医療の分野でもよく用いられており，このプロセスを用いた改善報告が多数発表されている。多職種で取り組む保健医療の現場では，このプロセスを用いた改善への取り組みは大変有効であると思われる。ここでは，看護 QI システムの評価結果を改善に結び付ける際の押さえておくべきポイントを加味して説明する。

9 つのステップを**表 3-1** に示す。

ステップ 1：F(Find)＝改善すべき看護行為または問題を特定する

FOCUS PDSA モデルの最初のステップは，**改善すべき看護行為または問題を特定することである**。**優先して改善が必要な領域とその看護ケアを抽出することは改善のための重要な第一歩**である。

①このステップで特定する看護ケアは，抽象的で大きく複雑な看護ケア項目である必要はない。評価結果を参照しながら，まず看護 QI システムの過程評価表の小項目に注目して，どのような看護ケア(看護実践)に課題があるかに注目する。

②次にその行為が含まれる中項目，大項目に立ち戻る。看護 QI システムの評価表では，小項目は，その項目が含まれる大項目に示す領域を評価するための，代表的な看護行為であるため，注目した行為だけの改善に取り組むのではなく，大項目に立ち戻って，その領域の看護ケアがどのようなものであるかを評価する。

③このときは，過程評価だけではなく，構造，アウトカムに関するリコメンデーションも含め総合的に検討する。また，潜在的なものも含めて複数取り上げてもかまわない。

④次に，①で特定した看護行為や問題について，改善への取り組みを行うための優先順位をつけていく。評価が低かった項目や改善のために注目した項目を次に示す 3 つに照らし検討を加える。これらに該当するような項目が，優先順位が高くなる。

・High volume：しょっちゅうこういうことが起こる(まれに起こることではない)
・High cost：1回でも起こると(もしくは，起こらないと)コストがかかる
・Problem prone：問題が発生しやすい

⑤改善すべき看護行為や問題を記述する際には，既存の看護問題の表し方や看護診断名などにとらわれる必要はない。現場で実践している看護行為を言語化することが大事である。看護QIシステムの各領域の評価項目などを用いることもできる。

ステップ2：O(Organize)＝その「看護行為(プロセス)」をよく知っている人たちによるチームを編成する

第2段階では，ステップ1で挙げた，**看護行為(プロセス)や問題に精通したチームを編成**する。

①たとえば，インシデントを防ぐ領域で看護行為に課題があった場合，もちろん安全管理に精通した人を含めることが優先されると思うが，病棟内のメンバーだけに限らず，看護単位や職種を超えた多職種で構成することも考慮する。ほかの病棟で同様の課題に取り組んでいるところがあれば，そこのスタッフを含めることも一考である。既存の組織や委員会を活用する方法もあるが，病棟主体で融通のきくチーム編成ができるようにしておくことが肝要である。

②改善は，専門家や専門委員会のコメントや指導に従い改善に臨むといったものではなく，その病棟の看護行為(プロセス)の改善が中心であり，あくまでも病棟のスタッフの主体的なかかわりのもと，専門家のアドバイスを得ていくことがその場にあった改善につながる。

③チームを編成したら，リーダーを決めること，改善の目標を立てること，必要なルールを決めることなどを行う。この段階ではチーム構築の知識が役立つ。

ステップ3：C(Clarify)＝改善すべき看護行為や問題の現在の状況を明確にする

第3のステップは，**改善すべき問題の状況を明確にする**ことで，次の内容が含まれる。

①1つ目は，当該病棟のスタッフは改善すべき看護行為を行うための知識と技術をどの程度もっているのか，**“現在の知識と技術”を明確にする**ことである。

たとえば，「患者への接近」領域の看護行為に課題があることがわかったとしよう。この領域は，看護師が患者や家族に関心をもち，患者の状態を把握することを評価しているもので，患者の状態をよく知ること，患者の状態をモニターすることが，看護ケアの質に影響する。患者の状態をいかに把握できるか，憶測で知っているのではなく，直接的に患者と接し自らが把握することが，患者の理解と解決につながるという

認識をもっているかどうかや，課題に踏み込むためのコミュニケーション技術をもっているかどうかを，明確にする。

②2つ目は，リコメンデーションなどから抽出された**改善すべき看護ケアや問題は，病棟のスタッフに明確に理解されているか**確認する。当該病棟スタッフの人たちが，皆，問題と感じているのか，あるいは全く問題と思っていないのかでは，改善への取り組みに大きく影響する。確認のためにアンケートをする必要は全くなく，チームのメンバーで話し合うことを勧める。

③3つ目は，**明らかになった改善点を実際に改善に結び付けていくために，どんなデータが必要かを考える**ことである。そして，そのデータは収集可能かどうか，どのようにして，誰がデータを収集するかも検討する。データは分析に活用するため，数値で表されることが望ましい。

ステップ4：U(Understand)＝過程を解釈，理解し，バリアンスの原因を知る

問題を解決するための鍵は，**改善すべき看護行為や問題をどう解釈し，どう理解するか**にかかっており，そのためにはデータが必要となる。

①ステップ4では，**図3-1**にあるような空欄を埋めるシートを活用し，質の高いパフォーマンスや現状，ギャップの原因についてチームで話し合うことが改善しなければならない状況を理解することに役に立つ。

②ステップ1では小項目にあるような，具体的な看護行為に注目することから始めると述べたが，この段階では，その行為がどのような看護ケア(看護 QI システムでは大項目や中項目)の範疇にあるか，看護ケアの領域に拡大して検討する。

③得たデータを多方面から解釈していく。そのために，役に立つ方法や，よく活用される分析ツールを説明する。

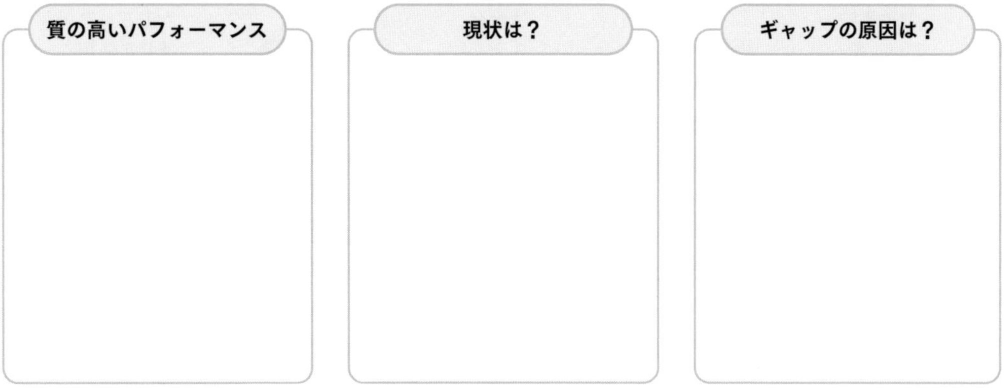

図3-1　質の高いパフォーマンスと現状のギャップ

●作業工程表（フローチャート）の活用

これは，作業工程に改善すべき課題があるときに用いると役に立つ。また，作業工程を明らかにしていく過程で，課題が明確になることもある。たとえば，誤薬の発生率が高いといった課題があるときに，薬の処方から患者に与薬されるまでの工程をフローチャートなど(**図 3-2，3-3**)に表すことで，重複や複雑なプロセスなどがわかる。

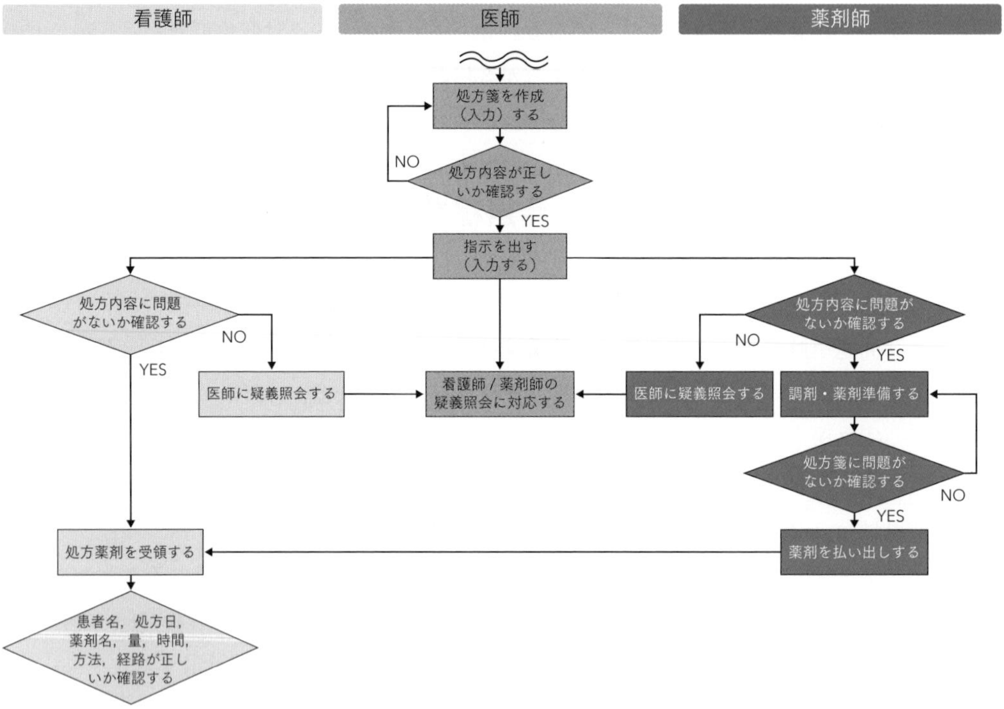

図 3-2　作業工程表（フローチャート）の例①

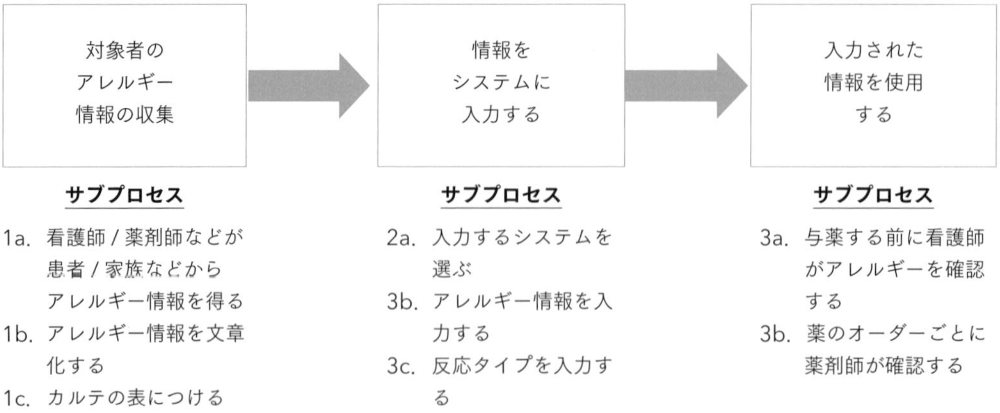

図 3-3　作業工程表の例②

●グラフの活用

適切なグラフを活用することで，問題の所在がより明確になる(**図 3-4**)。

●レーダーチャートの活用

レーダーチャートは，複数の要素が存在するときに，一見して視覚的に各要素の状況がわかるもので，どこに改善点があるかわかりやすく示される(**図 3-5**)。

看護 QI システムのリコメンデーションでは，レーダーチャートを用いて状況を説明している。まず，レーダーチャートで評価が低くなっているところを探す。次にコメントの文章で，「改善が必要です」「質が良いとはいえず改善の余地があります」「改善に取り組むことを勧めます」などと書かれている領域を確認する。看護 QI システムの評価報告書の中の「確認してください」という表現は，機構ではこれまでのデータから推測することはできるが，詳細な状況に関するデータがないため，各現場で確認をして欲しいという意味で伝えている。

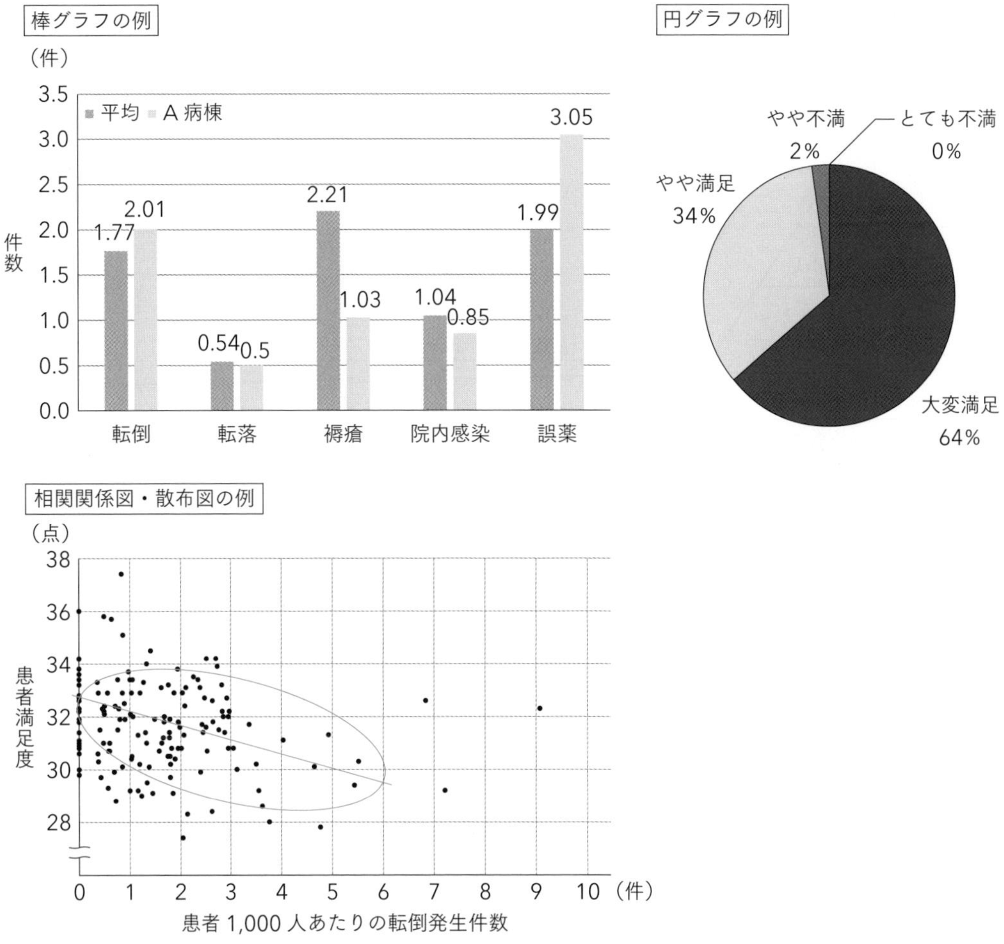

図 3-4 グラフの活用

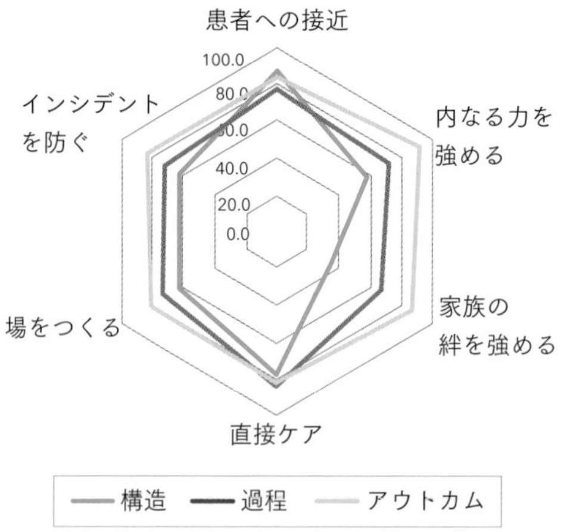

図 3-5　レーダーチャートの活用

●フィッシュボーンの活用

これは原因を分析するときによく用いられるツールである。結果に影響を及ぼす原因や要因を整理して記載することができる(**図 3-6**)。

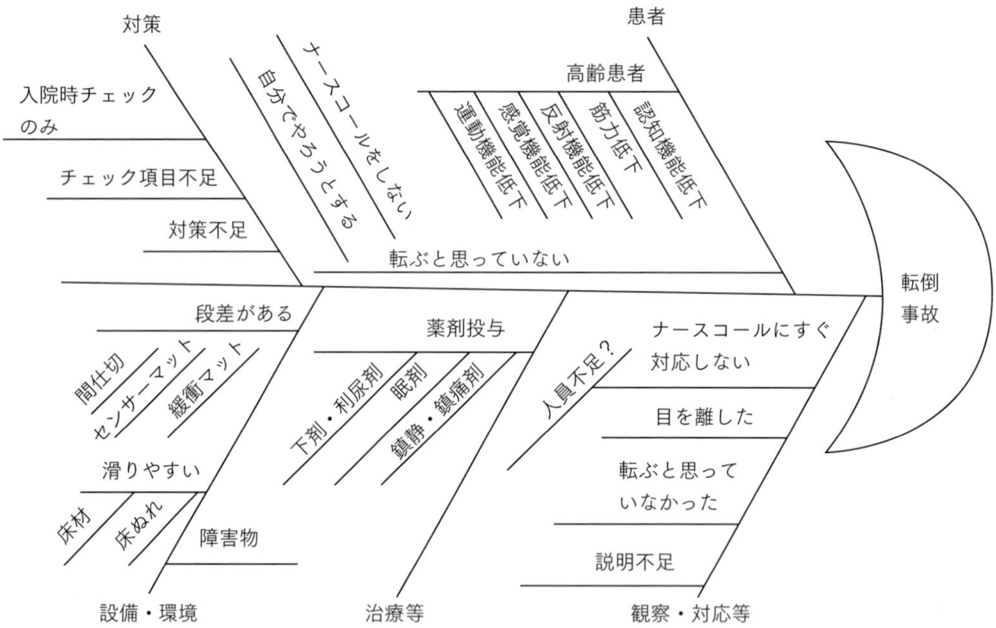

図 3-6　フィッシュボーンの活用

ステップ 5：S(Select)＝継続的質改善のための計画を選択する

このステップでは，実行可能な計画を選択する。課題解決には複数の改善計画が含まれる場合が多く，このなかから，優先して改善すべき看護ケアを選択する。**成功する可能性が最も高く，実現可能性が最も高い改善計画を選択する**ことが重要である。

①看護ケアの改善の場合，患者の問題に対する新たな看護ケア方法を特定するが，これはチームで決定することが肝要である。

②新たな看護ケアは，患者を対象とする介入になるため，安全・安心で，かつエビデンスのある看護ケアを選択しなければならない。一方で，慣習にとらわれずに新しい知識を積極的に取り入れ，創造的に，アイディアを駆使して看護ケアを導くことに挑戦して欲しい。

③この段階では，チームメンバーのコンセンサスを得ることと，それぞれの役割をふまえた現実的な介入を特定することが重要である。

次のステップは，アクションプラン(PDSA)を実施する段階である。チームが行うべき改善として，新たな看護ケアの方法を特定したら，Plan-Do-Study-Act サイクル(PDSA サイクル)を回していく。

ステップ 6：P(Plan)＝改善を実行して新しい看護ケアのやり方をテストする方法を計画する

この段階では，チームは，改善すべき看護ケアを特定し看護職のパフォーマンスを向上させることを目的として，新たな看護ケアによるアクションプランをつくる。このプランは**簡潔で現実的なプランであること**が大事である。

①新しい看護ケアのやり方を行動レベルで示す。

②関係者の理解を深めるために，前のステップで得たデータをわかりやすく可視化して示す。

③関係者に説明し賛同を得て進める。

④変革理論を用いて変更に対する抵抗を分析し，対応する。

行動計画は，目標や具体策ごとに，5W(When，Who，Where，What，Why)，1H(How)で記載すると具体的になる(**表 3-2**)。全てを完璧に埋めなくてもかまわない。また，埋めることがゴールではなく，これらを埋める作業をするなかで，メンバー個々の特質を活かしたアイディアの創出，学習，情報の共有，合意を進めることが大事である。

さらに具体的に看護ケアの改善のための行動計画を特定するには，a. 環境の整備，b. 人(人材)の整備，c. 理念や手順の整備，d. 物品などの整備などの観点から具体化する(**表 3-3**)。

表 3-2　行動計画①

行動計画(Action Plan)						
Improvement project	Department/Unit：					
目標・具体策	いつ (When)	誰が (Who)	どこで (Where)	何を (What)	なぜ (Why)	どうする (How)

表 3-3　行動計画②

行動計画(Action Plan)						
Improvement project	Department/Unit：					
タイプ	いつ (When)	誰が (Who)	どこで (Where)	何を (What)	なぜ (Why)	どうする (How)
Environment (環境)						
People (人材)						
Policy & Procedure (理念 & 手順)						
Equipment (物品)						

ステップ 7：D(Do)＝計画を実行する

このステップでは，簡潔で現実的な計画が作成できたら，**チーム一丸となって，各々の役割をふまえ計画を実行に移す**。途中で進捗状況を示す情報を収集する。途中で修正が必要になることはよくあることで，また予期しないことが起こることもある。患者への介入となるため，改善の効果が認められなければ，ただちに計画を変更する。

ステップ 8：S(Study)＝結果を調査，分析する。実行した結果から学んだこと，教訓を大事にする

このステップは，介入の結果が表れるまで，必要な時間をかけて確認および評価するステップである。このステップの主な焦点は，データを分析し，それらを予測していた結果と比較し，**実行した結果から学んだ教訓を言葉に表現すること**である。新たな看護ケアによる介入には，事柄によっては，多職種による多数の人々のパフォーマンスの変更が関係してくるため，予想以上に時間がかかったり，後戻りすることもある。予定の日程で目標が達成されなくても，これで終わりではない。計画通りにいかなかった要因を分析し，新たな看護ケアを継続するか，改良するか，または中止するかを決定する。

看護ケアとしての看護職個々のパフォーマンスがどう変わったか，新たな看護ケアの実践によって，改善すべき点と現状のギャップがどの程度解消されたかを説明する。

ステップ 9：A(Act)＝利益を維持し，改善を継続するために行動する

このステップでは，**実行した結果から学んだ教訓に基づいて，改善を継続するためのアクションを選択，決定する**。

チームは，これまでの改善への取り組みを振り返り，前のステップで学んだ教訓をわかりやすく言葉にしてほかのスタッフや関係者に伝える。そして，新たな看護ケアをほかにも拡大して大規模に実装[2)]するか，あるいは変更するか，または破棄して最初からやり直すかを決定する。

1つの看護単位での取り組みが対象者のアウトカムの改善に大きく影響する結果がでたならば，その看護ケアはほかに拡大が可能かどうかを検討することができる。

2) 実装：近年“社会実装”など，“実装”が使われることが増えている。何かを組みこむという意味に加え，実行する，すなわち“implementation”の意味がある。

II 評価と改善の事例

看護QIシステムに参加して評価を受けてみたいけれども，評価結果やリコメンデーションを改善活動にどのように活用すれば良いのかわからない，どのような方法で改善に取り組んでいるのか，もっと具体的に知りたいと感じている方もいらっしゃるのではないだろうか。そこで，ここでは，実際に看護の質改善に取り組んだ6事例をもとに，病棟での質改善のポイントを紹介する。

なお，事例1〜4は，2016〜2018年度の評価結果をもとにした改善活動について，病棟の看護師長からお話を伺った事例，事例5〜6は看護QIシステムに参加し，改善に取り組んだ看護管理者にその実際を記載していただいた事例である。

事例1 「家族の絆を強める」領域の強化

富山大学附属病院 A病棟

1）事例紹介：病床数28床 小児科病棟

2）評価・フィードバック[3)]

A病棟の評価結果

構造面の評価

項目(満点)	2017年度の結果	2016年度の結果
家族の絆を強める(14)	9.0	9.0
直接ケア(26)	20.0	23.0

3）各事例での評価結果については，全て当該事例での改善活動に関連するデータのみを掲載している。

過程面の評価

項目(満点)	2017年度の結果	2016年度の結果
家族の絆を強める(15)	13.4	13.6
直接ケア(27)	19.2	22.6

アウトカム評価(患者満足度)

項目(満点)	2017年度の結果	2016年度の結果
家族の絆を強める(6)	4.9	5.4
直接ケア(9)	7.7	7.9

2017年度リコメンデーション抜粋

過程面では，全ての領域で看護の質は維持されていて，特に「患者への接近」「家族の絆を強める」「場をつくる」「インシデントを防ぐ」領域では，比較的良く維持されています。構造面で改善の余地がある「家族の絆を強める」領域の看護の質が，過程面では比較的良く維持されているのは，経験による知識や技術が，構造面で足りない部分をカバーして看護の質を維持している可能性があります。この良い状態を伝承するためには個々の経験に頼るだけでなく，システムや，ハード面での充実が必要ですので構造面の改善を進めてください。

アウトカムでは，患者満足度は，どの領域も多少の差はありますが，今年調査した施設全体の平均値とほぼ同じように推移しています。しかしながら，「家族の絆を強める」領域では，前年の結果との比較において大幅に低い値が示されていることを考えると，経験による知識や技術が，構造面で足りない部分をカバーして維持していた「家族の絆を強める」領域での看護の質が，患者には伝わりにくかったようです。今後の，構造面での改善の取り組みが，患者満足度の向上につながることを期待します。

看護師長さんの頭の中 ➡ 改善への行動へ

2016・2017年度のリコメンデーションには，構造面の「家族の絆を強める」領域の取り組みの必要性についての指摘があった。過程面は比較的良い評価となっており，構造面の不備な点を過程面でカバーできているという評価である。しかし，看護師長は，2017年度の患者満足度の記載(下線部分)が気がかりであった。過程面の評価得点も少しではあるが下降している。また，「患者には伝わりにくかったようです」という指摘に心当たりがあった。

A病棟は小児科病棟である。患児の治療継続のためには，家族の協力は不可欠である。また，退院後に在宅でケアを継続する必要がある場合も考えられる。病棟での日常を振り返ってみると，病棟の看護師は，みんな真面目で真剣にケアを実施している。しかし，家族からクレームが届くこともあった。看護師は，在宅での治療継続のために母親にも手技を覚えて欲しいと考え，ケアの方法を指導する場面があった。このことが家族にとっては，看護師が不足しているから手伝わされているという印象になってしまったケースもあったようである。このように看護師の意図が伝わっていない場面があった。特に小児科経験の短い看護師は，家族からの信頼を得ることが不得意な印象があった。これは，なんとかしなければならないと感じた。

3）改善への取り組み

①ベテラン看護師の経験を共有する場をつくる

「家族の絆を強める」領域の強化のためには，「実際の行動」を知ることが必要だと考えた。実際の行動を知り実践につなげるために，研修やカンファレンスの機会を活用して事例検討を実施した。ベテラン看護師が経験した事例をもとに，どのような点が家族の絆を強めることにつながっているのか，具体的にどんな行動をとったのかを紹介し，意見交換を行った。具体的な声かけの仕方や内容について，参加者全員で検討したのである。1 回の参加者は 6～7 人であり，全員が参加できるように同じ事例で 5～6 回開催した。参加メンバーが変わると，同じ事例であっても論点や話し合い過程に違いがあった。しかし，最終的に大事なケアのポイントは同じ結果になった。たとえば，家族がケアに参加することについて，手技を覚えて欲しい，患児に安心して欲しいなどの理由を説明したうえで，「お母さんがやってくれると，お子さんの反応がいいね」「いい顔しているね」と声をかけると，家族は自分の役割とともにケアの成果が伝わって，参加できて良かったと感じると言われた。このひと言が，看護師と家族の信頼関係をつくってくれるということを理解し，実践につながった。また，このカンファレンスに参加することは，できていないことに気づくだけではなく，「自分はちゃんとできていたんだ」という自信にもつながった。

②行動レベルで作成したチェックリストの活用

この病院では，看護 QI システムの過程面の質問項目をもとに，チェックリストを作成していた。たとえば，過程面の「家族の絆を強める」領域の中項目「3.1. 家族/重要他者とともにいる場を確保する」には，「3.1.1. 面会時間を融通できることを家族に伝える」という質問項目がある。この質問項目が実践できているかどうかを自分の行動を振り返ってチェックするというものである。あまり積極的に活用されていなかったことから，①のカンファレンスの前とカンファレンス終了後少し時間が経過してからチェックしてもらい，前後の変化を評価した。

4）成果

過程面の評価

項目（満点）	2018 年度の結果	2017 年度の結果	2016 年度の結果
家族の絆を強める（15）	**14.4 ↑**	13.4 ↓	13.6
直接ケア（27）	**22.0 ↑**	19.2 ↓	22.6

アウトカム評価（患者満足度）

項目（満点）	2018 年度の結果	2017 年度の結果	2016 年度の結果
家族の絆を強める（6）	**5.8 ↑**	4.9 ↓	5.4
直接ケア（9）	**8.4 ↑**	7.7 ↓	7.9

①②の取り組みの結果，2018 年度は過程面「家族の絆を強める」領域の得点は 13.4 から 14.4 に上昇した。また，患者満足度も 4.9 から 5.8 に上昇した。看護師の気持ちや考えがしっかりと患者や家族に伝わり，評価に反映されたと考えられる。自分たちの実践が評価されたことは，自信につながり，さらにブラッシュアップするためのモチベーションとなった。また，期待以上の成果が 2 つあった。表には「直接ケア」についての得点も掲載しているが，これも上昇している。これは**①ベテラン看護師の経験を共有する場をつくること**による成果であった。事例検討は，具体的な声かけや行動について共有や意見交換をする場であったが，この際に，ケアの手技や今後のケアの方向性についても話題になった。小児科は，性別や年齢など発達段階によって異なったアプローチが必要となり，その子に合ったケアの方法や評価の時期，継続するために必要な工夫などについても話し合われた。このことが，ケアの個別性・継続性を評価している「直接ケア」領域の得点が上昇につながったと考えられる。もう 1 点，構造面の「内なる力を強める」領域の得点も 11.0 から 12.0 に上昇した。看護師は，患者や家族に病状やケアを説明するときに，病棟にあるパンフレットなどを用いて説明していた。しかし，家族と積極的にかかわるようになると，「もっとわかりやすいパンフレットがいいよね」「写真など視覚に訴える資料がいいよね」「この資料も必要だよね」と資料を自発的に作成し始めたとのことである。種類も内容も充実し，さらにわかりやすい説明をすることが可能になった。

改善 POINT !（JINQI からのメッセージ）

①リコメンデーションの指摘を病棟での具体的な問題として咀嚼する

リコメンデーションは，施設や病棟についてはわからない状態で，評価得点を見て記載しています。この領域に問題があるという指摘が書かれていても，病棟によって改善すべき問題点が違うのです。A 病棟では，自病棟の改善ポイントがどこなのかを明確にして取り組んだことが重要だったと思います。

②改善点を具体的な行動レベルで共有する

A病棟では，目指すべき言動を具体的に理解する手段として，チェックリストや事例検討会を活用しました。これらの活用には良い点が3つあると考えます。まず1つ目は，自分のこれまでのケアを振り返る機会となることです。できていないこと，思ったよりもできていたことなどいろいろあると思いますが，客観的に日常の自分を振り返ることが，行動変容の第1歩だと思います。2つ目は，具体的な良い手本を知ることができたことです。「家族の絆を強める」ような言動を心がけてくださいと言われて，具体的にどうしたら良いのか思い浮かぶでしょうか。手本とすべき言動を知らなければ，なかなか自分で実践することは難しいでしょう。病棟で起こった実際の事例を活用することで，場面なども具体的に理解できたと思います。はじめは模倣でもかまわないと思うので，ベテランの良い言動をみんなで真似してやってみましょう。3つ目は，カンファレンス後にもう1度チェックリストで評価をしたことです。カンファレンスの意見交換でわかったような気持ちになっても，実践につながらなければ意味がありません。もう1度チェックしなければならないと思うと，普段から意識する機会が増えるでしょう。次第にこれが普通のこととして定着することで，さらなるケアの質向上につながると考えます。

事例2 「患者への接近」領域の強化

富山大学附属病院　B病棟

1）事例紹介：病床数50，呼吸器，糖尿病，膠原病内科の混合病棟

2）評価・フィードバック

過程面の評価

項目(満点)	2016年度の結果
患者への接近(24)	17.5
内なる力を強める(18)	12.2
家族の絆を強める(15)	11.5
直接ケア(27)	21.8
場をつくる(12)	9.5
インシデントを防ぐ(24)	20.2

アウトカム評価(患者満足度)

項目(満点)	2016 年度の結果
患者への接近(6)	4.9
内なる力を強める(6)	5.7
家族の絆を強める(6)	4.8
直接ケア(9)	7.0

2016 年度リコメンデーション抜粋

過程面においても，全ての領域において，質は一定以上維持されています。今後は，「患者への接近」「内なる力を強める」領域に重点をおき，改善に取り組まれることをお勧めします。「患者への接近」領域は，看護師が患者や家族に関心をもち，患者の状態を把握することを意味します。今回の結果からは，継続性・個別性のあるケアが十分とはいえないようですので，確認してみてください。

看護師長さんの頭の中 ➡ 改善への行動へ

看護師長は，外科病棟から異動してきたばかりだった。異動先の内科病棟で気になっていることがあった。内科では自分で病気をコントロールできるようにならなければならないのに，何度も入退院を繰り返す患者さんが多く，自分の病状や日常生活の注意点を理解しているのだろうか，と感じていた。一方，看護師も，リハビリで ADL 拡大を目指して練習中なのに，業務に追われて急ぐあまり，患者さんの動作を待てずに介助してしまう場面があった。早期に退院するためには，達成しなければならないゴールがあるが，訓練はリハビリ室だけで日常生活では活かされていないようだった。このように患者さんの生活や社会的背景，入院中に目指すゴールなどを理解できていないのではないかと感じた。

看護ケア提供システムは，チームナーシングであったが，主治医別にチーム編成をしていたので，スタッフの知識が自分のチームで担当している疾患だけに偏っていた。また，自分のチームの患者さんの情報だけ頭に入っているので，ナースコールが鳴っても他チームのコールのときは誰も対応することなく，いつまでもコールが鳴っているということがたびたびあった。また，疾患別のチームは，業務量に差があり，スタッフの不満につながり，病棟内の雰囲気が悪くなっていた。

看護師長は，病棟に入院している患者さんのことをもっと理解し，誰でも対応できるようになって欲しいと考えた。

3) 改善への取り組み

①チームの再編成

主治医別だったチームを再編成した。担当する主治医や疾患も全てばらばらにして，業務量が同じくらいになるように調整した。

②カンファレンスの毎日開催

毎日昼に30分間カンファレンスを曜日によって，テーマ(褥瘡，転倒・転落など)カンファレンスや，患者さんのケアに関すること，業務調整などを決めて開催した。はじめは看護師長の声かけが必要だったが，次第に習慣化して時間になると自然に始まるようになった。そこで，カンファレンスの担当者を決めて運営を任せるようにした。

4) 成果

過程面の評価

項目(満点)	2018年度の結果	2017年度の結果	2016年度の結果
患者への接近(24)	**20.6** ↑	**20.0** ↑	17.5
内なる力を強める(18)	**13.8** ↑	11.8 ↓	12.2
家族の絆を強める(15)	**12.8** ↑	9.8 ↓	11.5
直接ケア(27)	**22.0** ↑	18.0 ↓	21.8
場をつくる(12)	**9.8** ↑	7.6 ↓	9.5
インシデントを防ぐ(24)	**20.4** ↑	18.2 ↓	20.2

アウトカム(患者満足度)

項目(満点)	2018年度の結果	2017年度の結果	2016年度の結果
患者への接近(6)	**5.5** ↑	**5.0** ↑	4.9
内なる力を強める(6)	**5.6** ↑	5.3 ↓	5.7
家族の絆を強める(6)	**5.0** ↑	4.7 ↓	4.8
直接ケア(9)	**7.5** ↑	7.0	7.0

チームを再編成したことで，実は2017年度の過程面の「患者への接近」以外の得点は下降している。患者満足度も「内なる力を強める」「家族の絆を強める」領域の評価は下がっている。チームの再編成により，これまで担当したことのなかった疾患について勉強したり，新たな患者さんについての情報を把握したりということが必要となり，一時期病棟内は混乱したとのことである。それが，2017年度の評価に反映されているのだと考えられる。しかし，得点が下降した領域もあるが，看護師長が強化を目指していた「患者への接近」領域は，確実に得点を伸ばしている。チーム再編成により，病棟内には変化が起こっていた。これまでは他チームのことはわからないからと，ナースコールが鳴りっぱなしだったのに，「お待たせせずにとりあえず対応しよう」という雰囲気に変わってきたのである。病棟に入院する可能性のある全疾患について勉強したことで，看護師に知識と対応できるという自信がついたようだ。看護師長は，病棟が静かになったと振り返る。

「患者への接近」領域の強化のためには，カンファレンスの開催が必要だった。チームナーシングなので，担当看護師は固定ではなく，それぞれが把握している情報を統合する場が必要だった。また，このカンファレンスは，患者情報の把握だけではなく，その患者にあったケアの方法や，退院までに達成しなければならない目標の共有，さらに先輩看護師から後輩看護師への実践経験の伝達の場として活用されるようになった。このことが2018年度に「患者への接近」以外の領域の得点が上昇することにつながっていく。

さらに期待以上の成果が2点あった。

1点目は，今までも，病棟にはパンフレットなどが準備されていたが，使用するのは担当するチームだけで，内容の検討や修正などはなく何年も同じものを使い続けていた。チームを再編成したことで，これまでと違うスタッフも使用することになった。違う看護師が見ると，「わからない」「もっと工夫が必要」など様々な意見が出て，自発的にパンフレットなどの資料が作り直された。スタッフ全員の知恵を出し合って，全てのパンフレットが新しくなった。

そしてもう1点は，医師がカンファレンスに参加するようになったことである。毎日開催している様子を見て，自らの意思で参加するようになった。さらにこのテーマで話し合って欲しいという提案や，新しい治療や医療機器のレクチャーなども自ら申し出てくれた。医師とのコミュニケーションが良くなると，指示の確認もスムーズになり，ベッドコントロールもスムーズになった。看護師長は，治療とケアがかみ合ってきたと感じたそうである。これらの変化は，患者にも伝わり，患者満足度にも変化があった。

改善 POINT！（JINQI からのメッセージ）

①リコメンデーションの指摘を病棟での具体的な問題として咀嚼する

リコメンデーションでは，「患者への接近」領域について，患者や家族について関心をもち，患者の状態を把握することを強化するように提案がありました。B病棟において，これらがうまく実践できていない状況の象徴として，鳴り続けるナースコールや効率重視で介入してしまうケアがありました。問題を具体化できたことで，チームの再編成とカンファレンスという解決策が導かれ成果につながったと考えます。

②すぐに結果がでなくても諦めない。継続は力なり！

B病棟では，チームの再編成という大きな変化のために，2017年度には様々な領域の得点が下降しました。全ての問題が1年で解決するとは限りません。諦めずに継続したことで定着し，さらに医師の参加という成果につながりました。時間とともに尻すぼみになってしまう計画もよく見かけます。しっかりと継続することが重要ですね。

事例 3 「場をつくる」領域の強化

八戸市立市民病院　C 病棟

1）事例紹介：病床数 50 床，脳外科，神経内科，眼科，救急救命外科の混合病棟

2）評価・フィードバック

過程面の評価

項目（満点）	2016 年度の結果
家族の絆を強める（15）	13.2
直接ケア（27）	22.4
場をつくる（12）	8.6

2016 年度リコメンデーション抜粋

今後の改善は，「場をつくる」領域の強化に取り組んではいかがでしょうか。この領域は，看護師同士や他職種との連携について評価しています。過程面では実際に協力できているか，問題解決のために他職種と実際に協力できているかを評価しています。現在も質は維持されているようですが，構造面での改善と合わせて，さらに発展するための機会としてください。

看護師長さんの頭の中 ➡ 改善への行動へ

看護師長は，同じ病棟で主任から看護師長に昇進した。そのため病棟内の状況については詳しく把握している。2016 年度のリコメンデーションにあるように，看護師同士や看護助手との関係性は気になっている部分があった。また，病棟の雰囲気が暗く，看護師がつらそうだと感じていた。主任に相談すると，やらなければならない業務が多くて，追われている感じで仕事をしているから，もっと強みを活かしてケアができるようにしたい，という回答だった。

これまでは，評価結果とリコメンデーションは，病棟に届くと重要部分にマーカーで線を引いてスタッフが見ることができるようにして共有していたが，特にそのデータを活用することはなかった。しかし，このリコメンデーションを読み，行動を起こした。このとき，看護師長もちょうど仕事に悩んでいた。スタッフ時代には，仕事は効率重視

で，意識がクリアではない患者の場合には，チューブの自己抜去予防のために身体拘束をすることもあまり疑問に思わなかった。しかし，様々な経験を積み，研修に参加し，自分の職位も変わり，患者の家族という立場を経験したときに，これで良いのかと疑問を感じたのである。インシデントは予防しなければならないが，看護師として患者の人権を守り，もっとできるケアがあるはずだと考えた。自分の看護を振り返ったことをきっかけに，スタッフの仕事ももっとやりがいを感じられるようにしたいという思いにつながった。

3）改善への取り組み

①今年の病棟目標は，看護の強み！

看護部の年間目標が「患者の生活を大切にする」という目標になった。「自分の病棟における『患者の生活』とは何か？」を主任と一緒に考えた。意識レベルが低い患者や麻痺がある患者が多く，経口摂取が難しい患者が入院していた。そこで，「ご飯を食べさせる技術を身につける」という部署目標にした。これは，看護師だけでなく，食事介助をする看護助手も一緒に取り組む必要がある。これまでも行っていたケアであるが，少しでも早く経口摂取を開始するためには知識と技術を身につける必要がある。勉強会の開催やNSTチームとの連携を図って取り組んだ。週末の入院でも，土日2日間安静にすることで身体機能が落ちてしまう。休日でも，寝かせたままにしないことを心がけてケアを実践した。また，病院ホームページに病棟のPRページを作ってもらい，食べることに力を入れている病棟だと活動の詳細をアップした。

②じっくり時間をかけた「身体拘束」についての話し合い

2017年に，病院内の身体拘束をゼロにしようという取り組みがあった。特にNGチューブ挿入患者が多かったC病棟では，徹底的にこのテーマで話し合った。意識レベルの低下のある患者の問題なのか，ケアの問題なのか？インシデントは増やしたくないという意見も多くあった。しかし，「C病棟に入院すると，早くNGチューブが抜けるし，早く食べさせる力がある病棟だよねって言われたい」という意見があり，食べるケアを推進することで，NGチューブ挿入患者が減り，身体拘束を減らすことができるという結論にたどり着いた。

4）成果

過程面の評価

項目（満点）	2018年度の結果	2017年度の結果	2016年度の結果
家族の絆を強める（15）	**11.6** ↑	9.8 ↓	13.2
直接ケア（27）	**22.8** ↑	19.2 ↓	22.4
場をつくる（12）	10.4	**10.4** ↑	8.6

C病棟は，2016年度のリコメンデーションに，看護師同士の協力体制の強化に取り組むように記載されていた。「食べるケア」「身体拘束」などをテーマに話し合いを継続したことで，はじめは意見を言わなかったスタッフが徐々に意見を言えるようになり，コミュニケーションが円滑になってきた。また，これらのケアではほかの専門職の協力を得ることが必要になる。特に食べるケアの推進では，院内のNSTチームとの連携が強化された。このことから，困ったことがあれば，みんなで話し合うという風土醸成につながり，2017年度には「場をつくる」領域の得点が上昇した。やりがいを感じる仕事をさせたいという思いから「ご飯を食べさせる技術を身につける」という目標を立てた。

この目標は，様々な波及効果をもたらすこととなった。業務に追われて，自分の看護を見失いそうになっていたスタッフは，患者の回復していく姿に，自信とやりがいを感じるようになった。看護師長と主任は，良い行動をした頑張っているスタッフを見逃さずに褒めた。褒められたことで，その行動が強化されることにつながった。次に先輩看護師が後輩看護師を褒め始め，看護助手に対して「ありがとうね」という声が増えた。そして，医師や他職種がこの病棟の成果を認めてくれるようになった。「この病棟に入院させたい。早く食べさせてくれるから」と言ってくれるようになった。看護師長は，「医師から選ばれているんだよ」と何度もスタッフに伝えたそうである。

病棟の強みができたことで，病棟が明るくなった。病院のホームページ上でPRしたことで，「地域の住民から期待されている！」とさらにモチベーションが高まった。この食べるケアは，次の転院先や家族に指導して引き継ぐ必要がある。状況を家族に説明し，一緒にケアを実施することもスムーズにできるようになってきた。この成果が2018年の「家族の絆を強める」「直接ケア」領域の評価に反映されているようである。

改善POINT！（JINQIからのメッセージ）

①目標を絞り込んで，具体的に示す

今回は「場をつくる」領域の強化のための取り組みでした。「看護師同士協力しましょう！」「他職種と協力して問題解決しましょう！」と言ってもなかなか実際の行動にはつながりません。病棟で提供するケアは様々な種類があり，全てのケアでスキルアップは必要です。しかし，「全体的にケアの質を向上させよう！」と抽象的な目標にするよりも，目指すケアはどんなケアなのかを絞り込んで，ゴールを明確にしました。このことが，スタッフのモチベーションになったのではないでしょうか。

②成果を認めてフィードバックする

看護師長と主任は，スタッフが少しでも良い行動やケアをしたら，意識的に褒めたと言います。みんなが頑張っていることを認めてあげたかったそうです。褒めるという行動が，次第に病棟内に広がったことは，素晴らしいことだと感じました。誰でも，自分のことを認めてもらえれば，さらに頑張れますよね。改善への原動力になったと思います。医師や他職種からも認めてもらえるようになったことも素敵ですね。

事例 4

「内なる力を強める」「直接ケア」領域の強化

八戸市立市民病院　D 病棟

1）事例紹介：病床数 50 床，消化器内科，総合診療内科，緩和ケアの混合病棟

2）評価・フィードバック

構造面の評価

項目（満点）	2016 年度の結果
内なる力を強める（12）	5.0
直接ケア（26）	20.0

過程面の評価

項目（満点）	2016 年度の結果
患者への接近（24）	19.4
内なる力を強める（18）	12.2
家族の絆を強める（15）	11.6
直接ケア（27）	22.4
場をつくる（12）	7.8

2016 年度リコメンデーション抜粋

構造面では…患者や家族が，病状の予後・痛みや回復過程に関する情報を得ることができるような資料，パンフレットは整備されているでしょうか。現在の病状を理解し，見通しをもつことは，潜在的な力を強め，より良い状態にすることを助け，「内なる力を強める」ことにつながります。「直接ケア」領域では，病棟に特徴的な苦痛や問題点に関するケアの基準・手順が整えられていないようです。または，定期的に見直し現状に合わせて修正できているでしょうか。基準・手順の整備は，担当スタッフが異動してもケアの質が低下することを予防できますし，一定のケアの質を担保することにもつながります。ご検討ください。

過程面では…今後は「患者への接近」「場をつくる」領域の強化に取り組むことをお勧めします。患者や家族との関係づくりと他専門職との連携強化に取り組んではいかがでしょうか。

専門職との連携では…痛みや療養上の問題の解決について他職種と意見交換する場をもつことが，ケアの質向上に大変有効であることはご存じだと思いますので，ぜひ実行しましょう。

看護師長さんの頭の中 ➡ 改善への行動へ

看護師長は，2016年はD病棟で主任であった。2018年に同病棟の看護師長に昇進したので，D病棟のことは詳しく知っている。この年は，病棟内で大きな変化が起こっていた。消化器内科の病棟だったが，2017年から総合診療内科，緩和ケア科が新たに加わることが決まっていたので，2016年から準備が始まっていた。リコメンデーションに書かれているように，新たな診療科を受け入れる準備としてパンフレットや基準・手順は早急な対応が必要だった。また，診療科が増えることで，看護の質が低下しないように対策が必要であった。

3）改善への取り組み

①新たな診療科受け入れのための準備とこれまでの見直し

病棟再編成で新たな診療科が加わることが決まってから，2年計画で，疾患や治療，それに伴う必要なケアについて勉強会を開催した。スタッフが分担して勉強し，講師を務めた。勉強会開催後は，基準・手順の整備，そして次は，患者にどのように指導するかが課題となった。これまで使用していたパンフレットと，新たな診療科に必要なパンフレットの見直しに着手した。こうして，高齢者にもわかりやすい資料作りが始まった。消化器内科では，胆のう炎や膵炎の患者さんが多く入院しており，これらの疾患の患者さんは，食事に注意しないと再発を繰り返す。食事や日常生活の指導が必要で，食事を作る家族の協力が不可欠であった。食品を具体的に記載し，わかりやすく作り直した。これまでは，「脂質を抑えてください」と説明していたが，「脂質を抑えるためにマヨネーズはこれが良い」といったような，メーカーで比較した違いなど，詳細がわかるように工夫した。

②患者さんが喜ぶことを病棟目標に！

先ほどの事例でも紹介したように，看護部の年間目標は「患者の生活を大切にする」であった。これを受けて病棟の目標を検討した。嚥下ケアの実施，せん妄予防ケア，がん患者の苦痛を軽減するためのケア，がん告知を受けた患者のケアなど，様々な目標が挙がったが，最も重視したのは「嚥下ケア」であった。事例3のC病棟の事例でも「食べる」ことに注目しているが，D病棟の事情は少し異なる。高齢の消化器疾患の患者が多いために，治療や検査等で絶食になると嚥下機能が低下することが多かった。しかし，食事にとろみをつけなくても，むせることなく食べられると，患者や家族は笑顔になる。患者と家族が喜ぶ目標を立てて，取り組みが始まった。他職種への介入依頼が増え，食事のときの注意事項の共有方法や評価方法などについても検討された。

4）成果

過程面の評価

項目（満点）	2018年度の結果	2017年度の結果	2016年度の結果
患者への接近（24）	20.6 ↓	**21.2** ↑	19.4
内なる力を強める（18）	**15.2** ↑	**14.5** ↑	12.2
家族の絆を強める（15）	**13.2** ↑	10.5 ↓	11.6
直接ケア（27）	**23.8** ↑	19.5 ↓	22.4
場をつくる（12）	**10.0** ↑	**8.0** ↑	7.8

アウトカムの評価

項目（満点）	2018年度の結果	2017年度の結果	2016年度の結果
患者への接近（6）	4.9 ↓	5.2 ↓	5.3
内なる力を強める（6）	**5.6** ↑	**5.5** ↑	5.3
家族の絆を強める（6）	5.0 ↓	**5.1** ↑	4.9
直接ケア（9）	**7.6**	**7.6** ↑	7.3
場をつくる（6）	**5.0** ↑	4.7 ↓	5.0

病棟が再編成されて診療科が増えることが決まっていたために，準備の期間は限られていたが，ケアの質を維持するために計画的に取り組むことができた。今回は，勉強会の講師をスタッフが担当したことで，お互いに良い刺激になったようである。人に教えるということは，知識の定着を促進するし，実践につなげることも自発的に取り組むことができた。また，この勉強会から，患者・家族の指導用のパンフレットの整備とケアの基準・手順の整備と広がった。これらの整備は，構造面での評価となる（構造面の「内なる力を強める」領域の評価は，2016年度の5.0から2018年度には10.0に上昇した）。作成したパンフレットや基準・手順を活用して，患者や家族が知りたい情報をわかりやすく提供するという実践につながり，「内なる力を強める」領域の得点が上昇した。

嚥下ケアを推進するという目標を立てたことで，個別の嚥下状況を把握してその人に合わせたケアが必要となった。ポジショニングや補助具の選択なども重要になることから，いかに情報共有するか，次のシフトに継続するかという取り組みにつながった。これが「直接ケア」領域の強化につながったようである。

工夫したパンフレットを用いた家族指導や，食事ケアを退院後も継続してもらうために家族とのかかわりも深まり，これが「家族の絆を強める」領域に影響したようである。この3つの領域は，患者満足度の得点も上昇した。

これらの嚥下ケアの事例について，NSTチームと一緒に学会発表をして，高い評価を得ることができた。緩和ケアや化学療法等を実施している多忙な病棟でも，個別性を重視した嚥下ケアを実践できたことが，大きな自信につながった。

改善 POINT！（JINQI からのメッセージ）

①チャンスを逃さない

今回は，病棟の再編成という機会を活用して，様々な領域の改善に取り組みました。このほかにも，院内のシステムの変更など様々なチャンスがあるのではないでしょうか。そのタイミングを逃さず，改善に取り組むことが大事ですね。

②外部から評価を得る機会を積極的につくる

自分たちの取り組みを学会発表することができました。このように成果を公表することは，自分たちのモチベーションにもつながりますし，同じような困りごとを抱えているほかの病棟の改善のヒントにもなります。積極的に公表して，みんなの改善のサイクルを回しましょう。

事例 5 痛みに対する看護の質改善への取り組み

姫路赤十字病院　E 病棟

1．はじめに

当院は，560 床の DPC 特定病院群の急性期病院である。2014 年 7 月に看護師長会の看護の質グループで看護 QI システムの研修に参加した。参加後，看護師長会で伝達を行い，2015 年度から一般社団法人日本看護質評価機構（以下，機構）の看護 QI システムに参加している。評価を受けたあと，評価報告書が送られてきた。評価報告書をどのように活用するか，機構から直接説明を受ける機会を設けた。

2015 年度の評価は，E 病棟において，看護ケアが提供される前提となるシステムを表す「構造」や看護ケアのプロセスを表す「過程」は，全国平均を上回っていたにもかかわらず，ケアの結果である「患者満足度」（アウトカム）は低い結果であった。看護師長会の質改善グループで検討した結果，「直接的ケア」領域の一部である痛みのケアの評価が低いことが要因ではないかと推測した。E 病棟（整形外科・麻酔科・リハビリテーション科）に入院する患者は，整形外科の手術のあとで，多くの患者が日常動作によって痛みを訴える。特にリハビリテーションの際は痛みを伴い，痛みがあることが常態化しているともいえる。そのため看護師は，痛みがあるのは仕方がないという認識をもち，痛みに対する積極的な介入ができていないのではないかと思われた。そこで，E 病棟の部署の年間計画を通して「痛みのケア」に意識的に取り組むこととした。

2．病棟の概要

病院の概要及び看護 QI システムによって評価を受け改善に取り組んだ病棟の概要は以下の通りである（**表 1**）。

表 1 病院の概要および取り組み病棟の概要

姫路赤十字病院概要（2016 年 12 月当時）	病棟概要（2016 年度）
・病床数 555 床 ・診療科 33 診療科 ・職員数 約 1,200 名，看護職員約 760 名 ・専門・認定看護師 20 名 ・7：1 入院基本料 ・平均病床稼働率 94.8％ ・地域医療支援病院 ・地域がん診療連携拠点病院 ・災害拠点病院 ・DPCⅡ群病院 ・総合周産期母子医療センター	・病床数 50 床 ・整形外科・リハビリテーション科・麻酔科 入院患者の約 90％が手術を受ける ・病床稼働率 96.0％ ・平均在院日数 17.4 日 ・看護師人数 36 人 ・看護師平均年齢 30.2 歳 ・部署経験平均年数 3.4 年

E 病棟は，手術を目的とする整形外科患者を中心に受け入れており，術前，術直後の看護，術後リハビリテーションを提供している。平均在院日数は 17.4 日，病床稼働率は 96.0％である。当院の中では，看護師の平均年齢は 30.2 歳，整形外科看護の平均経験年数は 3.4 年である。

3．看護 QI システムによる評価

2015 年 3 月に院内で，看護の質評価について研修会が開催され，その後，兵庫県下の赤十字病院に勤務する看護師長を中心に勉強会が行われた。看護の質への関心は高く，多くの病棟で 1 度評価を受けてみたいという機運が高まり，本病棟も看護 QI システムによる評価を受けることになった。

2015 年 9〜10 月 看護 QI システムによる評価を受け，web サイトに構造，過程の入力を行うと同時に，退院患者に「入院中の看護に関するアンケート」を渡し，無記名での記入を依頼し，一定数集まった時点で機構に返送した。

2015 年度の評価結果は，**図 1〜図 3** のとおりである。

2016 年 3 月には，機構から直接評価結果の説明を受ける機会を設けた。看護ケアが提供される前提となる「構造」や看護ケアプロセスを表す「過程」は高い評価であったが，ケアの結果である「患者満足度」は「直接ケア」と「インシデントを防ぐ」において全国平均を下回ったことが気がかりであった。特に「直接ケア」の痛みのケアに対する満足度は低く，問題であると感じた。整形外科は痛みを伴うため患者満足度は低いのではないか，術後の痛みなどがあるときに，患者にとっては気持ち良いケアではないのではないかなど，実際行っている看護を思い浮かべながら検討した。「場をつくる」において患者は，看護師の連携ができていないと感じているのではないか，「内なる力を強める」について

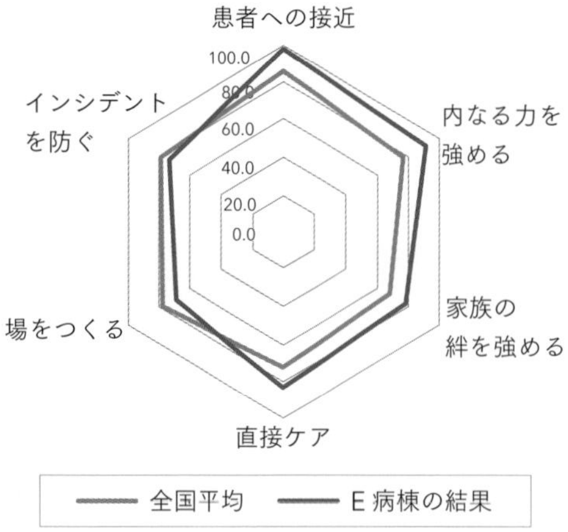

項目(満点)	全国平均	2015 年度の E 病棟の結果
患者への接近(8)	7.1 (88.9%)	8.0 (100%)
内なる力を強める(12)	9.4 (78.3%)	11.0 (91.7%)
家族の絆を強める(14)	9.6 (68.6%)	11.0 (78.6%)
直接ケア(26)	19.2 (73.8%)	22.0 (84.6%)
場をつくる(24)	19.0 (79.2%)	17.0(↓) (70.8%)
インシデントを防ぐ(16)	12.8 (80.0%)	12.0 (75.0%)

( )内は得点率

図 1　2015 年度　構造面の評価

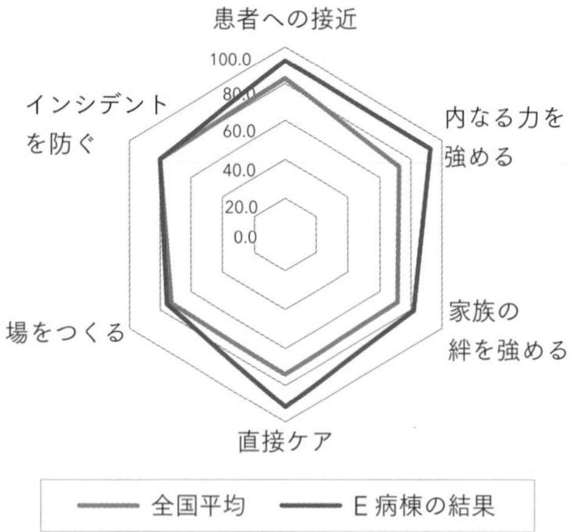

項目(満点)	全国平均	2015 年度の E 病棟の結果
患者への接近(24)	19.9 (82.9%)	22.2 (92.5%)
内なる力を強める(18)	13.2 (73.3%)	16.8 (93.3%)
家族の絆を強める(15)	11.0 (73.3%)	12.0 (80.0%)
直接ケア(27)	20.5 (75.9%)	25.2 (93.3%)
場をつくる(12)	8.9 (74.2%)	9.0 (75.0%)
インシデントを防ぐ(24)	19.6 (81.7%)	19.2(↓) (80.0%)

( )内は得点率

図 2　2015 年度　過程面の評価

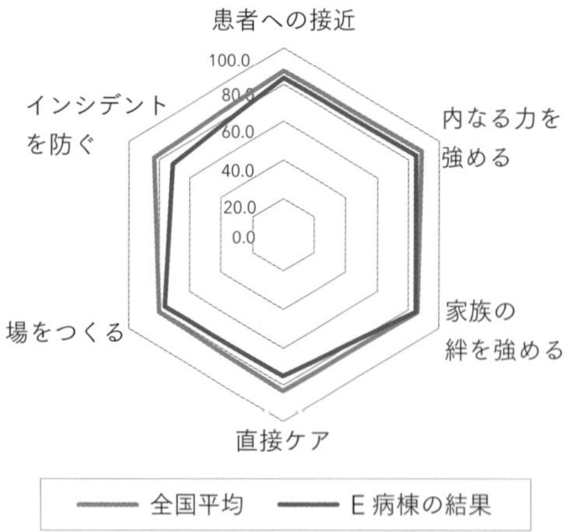

項目(満点)	全国平均	2015 年度の E 病棟の結果
患者への接近(6)	5.2 (86.7%)	5.0(↓) (83.3%)
内なる力を強める(6)	5.4 (90.0%)	5.1(↓) (85.0%)
家族の絆を強める(6)	5.0 (83.3%)	5.0(↓) (83.3%)
直接ケア(9)	7.4 (82.2%)	6.8(↓) (75.6%)
場をつくる(6)	4.9 (81.7%)	4.6(↓) (76.7%)
インシデントを防ぐ(6)	5.1 (85.0%)	4.4(↓) (73.3%)

( )内は得点率

図 3　2015 年度　アウトカムの評価(患者満足度)

は，看護師は説明しているが，患者の理解につながっていないのではないか，説明が不足しているのではないかということが自分達でも思い当たり，原因として考えられた。

「患者満足度」は低いが「過程」の得点が高いことについて，どのように読み取れば良いか，ただ単純に「患者満足度」が低いことに取り組んでいけば良いのか疑問がある。「過程」で問われていることを１つずつ検討すると，患者の身体状況や生活状況の個別性をとらえて，リスクの判断を行っており，「過程」の得点の高さは妥当である。しかし，痛みケアに対しては，「手術による痛みは，数日すると楽になる」という認識や，一般的な説明，安楽な体位や鎮痛剤の使用が痛みケアの主体となっており，リハビリテーション時の痛みは多少我慢させていることなどに気づくことができた。「アウトカム」が全体的に低いのは，看護師の対応だけが原因ではないかもしれないが，患者からの評価が若干低いのは事実であり，看護として対応すべきであると考えた。

4．痛みのケアを中心とした改善活動

看護師の回答から，患者に対する説明が一般的であり，見通しや痛みの取り方の説明が不足していることや，痛みがとれているかの評価が不足していることから，患者にある程度痛みを我慢させている可能性があり，痛みのケアに対して積極的ではないかもしれないことや痛みを我慢させているかもしれないことが示唆された。がんの痛みについては積極的に対応するが，整形外科の痛みはある程度仕方ないと認識している可能性もある。痛みに違いはあるのかなど，術後の痛みに対して積極的でないのはなぜかと疑問があがってきた。そして，痛みをとることを諦めない風土づくりが必要ではないかと仮定し，これを2016年度の病棟目標に挙げた。

病棟の戦略的目標に「痛みケアの積極的な介入」を挙げ，チームを編成しアクションプランをたてた。チームリーダーに働きかけ，メンバー全体に浸透する仕組みをつくった。痛みのメカニズム，症状マネジメント，整形外科疾患・麻酔科疾患の勉強会を行い，痛みに着目したリフレクションを推進した。また，一定の水準で痛みの情報を収集することができる症状マネジメントシートを作成した。

整形外科の疼痛管理について，整形外科・麻酔科・緩和ケア内科医師とともに，痛みは積極的にとるという認識を確認し，改めて整形外科患者の痛みを知ることが必要と考えた。患者から痛みについて聞き取り，共有するための方策として，『症状マネジメントの統合的アプローチ(IASM：The Integrated Approach to Symptom Management)の臨床応用』(http://sm-support.net/program/index.html)を活用することのアドバイスを得て，がん専門看護師の学習会を受けた。IASMに沿って看護活動を行うことにより，看護師は患者の体験(症状)や行っている方略を正確に理解し，患者のセルフケア能力のレベルにあった知識・技術・看護サポートを提供することができるというものである。症状マネジメントモデルを意識しながら，痛みについて患者に聞き取り観察し，そして聞き取った痛みについて共有することで，看護師が患者の痛みを知る機会になり，患者へ確かめや支持を示すことで，患者のセルフケア能力を高めることにつなげるのである。

看護師の経験や能力は様々であり，勉強会で得た知識を活用し実践するにも個人差がある。得た知識を日々の看護ケアに活用するためのものとして，「症状マネジメントシート」を作成し看護師が携帯できるようにした。リフレクションは痛みに着目した内容で，毎月病棟会で行い共有する機会とした。

5. 改善活動による看護の質の変化

次の目的に挙げている 2 点について，検証した。

1. 「痛みケア」の取り組みから，患者の痛みケアへの看護師の積極的介入がなされているか。

2. 「痛みケア」の取り組みから，患者満足度(アウトカム)が向上するか。

『症状マネジメントの統合的アプローチの臨床応用』をもとに，痛みについて患者からの情報収集の項目 18 項目と介入について，取り組み前後の変化を，看護師に対してアンケート調査をした。また，2016 年度も看護 QI システムに参加し，取り組みの変化を比較した。

E 病棟 36 人の取り組み前後のアンケートから，改善した項目は 18 項目中 17 項目であった。特に「痛みの原因をどのように考えているか」「(痛みについて)どのように説明を受けたか」「いつ頃から痛くなったか」「どのような時に痛みが強くなるか」「痛みを増強させないような体位の取り方，動き方」などの項目に改善がみられた。

看護師は，症状マネジメントシートを用いて，痛みの情報を意図的に取れるようになり，痛みの対策を行っていた。そして患者からは，「痛い時に世話になった」などの言葉が聞かれた。

2015 年度と 2016 年度の看護 QI システムの結果を比較した(**図 4，図 5，図 6**)。アウトカムは，2016 年度は前年より平均 8.8%上昇し，特に「直接ケア」については，11.1%上昇した。

推進力があるチームリーダーを選定し取り組みについて理解を得たことで，各チームの進捗や推進を促し実施につながった。症状マネジメントシートを活用し，痛みについて意図的に情報を得ることが，自然に傾聴や共感となり，痛みに積極的に介入する行動につながったと考える。また，患者にとって，看護師が痛みに関心を寄せていることが，アウトカムの「直接ケア」の上昇につながったと考える。

6. おわりに

質評価の結果を読み取り，課題を明確に見出していくことはできない部分もあるが，過程から取り組むことで，この事例においては改善につながった。当たり前と思い行っている看護を積極的に見つめなおし，1 人ひとりが取り組むことによって成果につながることを改めて認識した。この取り組みや看護を継続していくことが，今後の課題と考える。

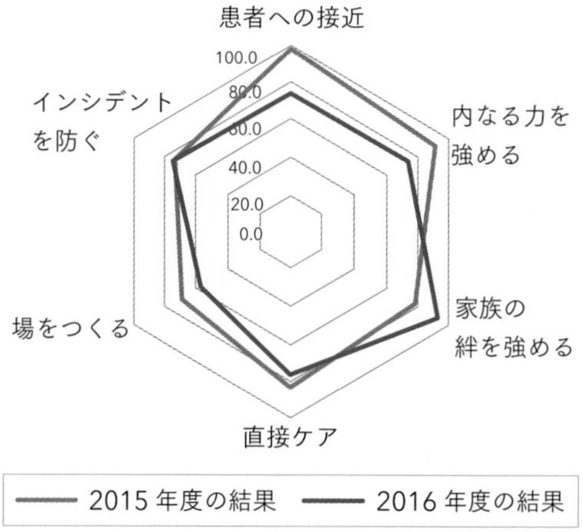

項目(満点)	2015 年度の結果	2016 年度の結果
患者への接近(8)	8.0 (100%)	6.0 ↓ (75.0%)
内なる力を強める(12)	11.0 (91.7%)	9.0 ↓ (75.0%)
家族の絆を強める(14)	11.0 (78.6%)	**13.0** ↑ (92.9%)
直接ケア(26)	22.0 (84.6%)	20.0 ↓ (76.9%)
場をつくる(24)	17.0 (70.8%)	14.0 ↓ (58.3%)
インシデントを防ぐ(16)	12.0 (75.0%)	12.0 (75.0%)

図４ 構造面の評価(2015 年度と 2016 年度の比較)

(　)内は得点率

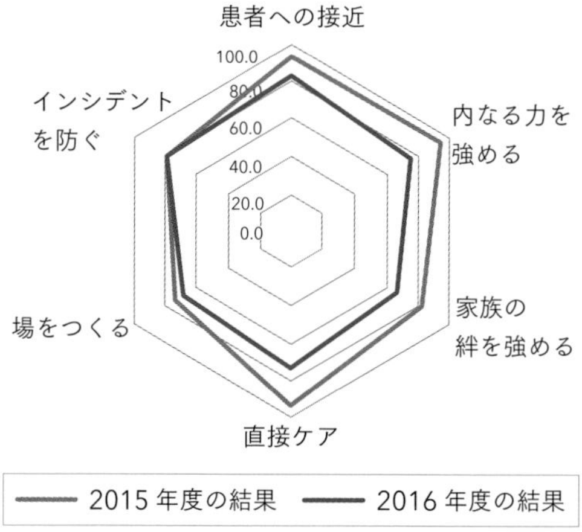

項目(満点)	2015 年度の結果	2016 年度の結果
患者への接近(24)	22.2 (92.5%)	19.6 ↓ (81.7%)
内なる力を強める(18)	16.8 (93.3%)	13.4 ↓ (74.4%)
家族の絆を強める(15)	12.0 (80.0%)	9.8 ↓ (65.3%)
直接ケア(27)	25.2 (93.3%)	19.6 ↓ (72.6%)
場をつくる(12)	9.0 (75.0%)	8.2 ↓ (68.3%)
インシデントを防ぐ(24)	19.2 (80.0%)	19.2 (80.0%)

図５ 過程面の評価(2015 年度と 2016 年度の比較)

(　)内は得点率

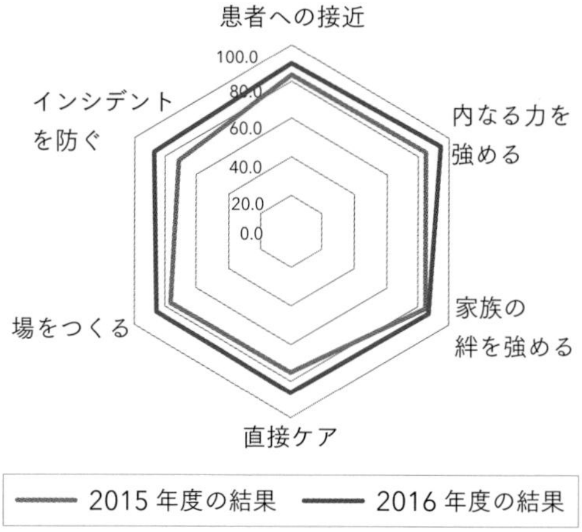

項目(満点)	2015 年度の結果	2016 年度の結果
患者への接近(6)	5.0 (83.3%)	**5.4** ↑ (90.0%)
内なる力を強める(6)	5.1 (85.0%)	**5.6** ↑ (93.3%)
家族の絆を強める(6)	5.0 (83.3%)	**5.2** ↑ (86.7%)
直接ケア(9)	6.8 (75.6%)	**7.8** ↑ (86.7%)
場をつくる(6)	4.6 (76.7%)	**5.1** ↑ (85.0%)
インシデントを防ぐ(6)	4.4 (73.3%)	**5.3** ↑ (88.3%)

図６ アウトカム(患者満足度)の評価(2015 年度と 2016 年度の比較)

(　)内は得点率

事例 6

整形外科病棟における患者支援・退院調整の改善への包括的な取り組み

医療法人はぁとふる 運動器ケア しまだ病院 急性期病棟・地域包括ケア病棟

1．はじめに 受審動機

当院は，大阪府の南河内にあるリハビリテーション機能に特化した整形外科を専門としている，病院の名の通り運動器ケアを提供する病院である。

初めて看護QIシステムによる看護の質評価を受審をしたときは，43床1病棟の整形外科単科病院で，入院手術数は毎年増加し，周術期にかかわる業務は多忙をきわめていた。そして，在院日数の短縮化で外来看護師の担う役割は拡大し，病棟看護師は周術期における患者のケアと，入退院の指導が業務の多くを占めている。

私たちが行っている看護の質はどうなのか，他施設と比較はどうなのか，またどこを見直して改善すれば良いのかを考えるために，2009年に看護QIシステムの受審を前任の看護部長とともに始めた。

2．看護QIシステムによる評価と改善への取り組み

受審後に送られてくる看護ケアの質評価報告(リコメンデーション)をもとに，課題を次年度の看護部の実行計画に入れ，解決に向けて取り組んでいる。継続して受審することで自施設結果の経年的な経過を見るとともに，全国平均との比較も参考にしている。

①初年度の評価の結果―構造面と過程面

構造面では，疾患の予後の痛みの状況，回復過程についての資料やパンフレットが準備され，インフォームドコンセントの場面では看護師が参画し，役割を果たすシステムができているという評価が得られたが，「家族の絆を強める」の領域に課題があり，質的に問題があるとの指摘があった。得点も5点(満点14点)で，全国平均からも4点も低い結果であった。この項目は設備的な問題で解決が難しい項目もあったが，患者と家族の関係を良くする働きかけについての検討が必要だった。

過程面では，予測や見通しを高めるケアが不足しているとの結果だった。患者が自身の状況を理解して，予測や見通しをもてるように援助することによって，患者の潜在的な能力を高めて，より良い状態にすることが不足，家族のケアへの参画を支援するためのかかわりが不十分であるという評価を受けた。看護師が行う処置やケアの内容，予定を患者に伝え，また，患者や家族が感じた疑問を気兼ねなく看護師に聞くことができるような関係を継続しつつ，患者への支援について検討することが課題であるということが明確となった。

② 改善への取り組み

これらの結果を受けて，多職種によるチームカンファレンスを朝の申し送り後に短時間で行うこと，看護師と理学療法士・作業療法士での疾患別チームを編成し，各疾患別にケアマップを見直し，入院前から退院までの経過を患者に説明するツールとして作成した。

過程面の結果から，患者への直接的ケアは，2011 年の電子カルテ導入を機に術前麻酔外来時の多職種オリエンテーションを実施したこと，看護手順等の見直しを，看護部内の教育委員会と業務委員会メンバーで実施したことで，得点が上がる結果となった。

また，院内の術後疼痛に関しての患者アンケートの結果から，術直後からの術式別の疼痛コントロール方法の改善にも取り組んだ。一定の改善はみられたが，ばらつきもあり，構造面は 2014 年度までは大きく変化がみられなかった(**表 1**，**図 1**)。

③アウトカムの評価について

患者からのアウトカム評価の結果は，初年度から高評価が得られていた。しかしながら看護師は，短い入院期間(平均在院日数が約 7 日)に患者や家族とコミュニケーションの時間がとれない，患者への十分な説明やケアが提供できていないと日常的に口にすることが多くみられていた。アウトカム評価の結果は，入院患者の多くが整形外科手術を受けて短期間で退院するため，術後の結果が良ければ満足度も高くなりやすいというこ

表 1 評価結果(2009〜2014 年度)

		満点	2009 年度 1 病棟 得点	2010 年度 1 病棟 得点	2011 年度 1 病棟 得点	2012 年度 1 病棟 得点	2013 年度 1 病棟 得点	2014 年度 1 病棟 得点
構造面の評価	患者への接近	8	7.0	7.0	7.0	7.0	7.0	7.0
	内なる力を強める	12	10.0	9.0	11.0	11.0	10.0	11.0
	家族の絆を強める	14	5.0	4.0	4.0	5.0	5.0	6.0
	直接ケア	26	15.0	14.0	17.0	18.0	18.0	17.0
	場をつくる	24	16.0	16.0	19.0	19.0	18.0	16.0
	インシデントを防ぐ	16	11.0	12.0	10.0	11.0	12.0	13.0
過程面の評価	患者への接近	24	15.2	17.0	15.5	13.7	17.2	16.8
	内なる力を強める	18	8.4	12.7	7.2	7.0	13.0	12.0
	家族の絆を強める	15	7.8	11.7	5.2	7.0	9.2	6.6
	直接ケア	27	20.2	18.0	22.8	22.3	20.0	16.2
	場をつくる	12	8.2	7.3	7.8	8.0	9.8	8.8
	インシデントを防ぐ	24	14.8	18.7	21.2	17.7	20.2	16.8
アウトカムの評価(患者満足度)	患者への接近	6	5.2	5.3	5.5	5.3	5.4	5.6
	内なる力を強める	6	5.6	5.7	5.7	5.4	5.7	5.7
	家族の絆を強める	6	5.2	5.2	5.3	5.5	5.4	5.3
	直接ケア	9	7.2	7.8	7.8	7.8	7.7	7.9
	場をつくる	6	4.7	5.0	5.0	5.3	4.8	4.9
	インシデントを防ぐ	6	5.0	5.2	5.4	5.5	5.5	5.4

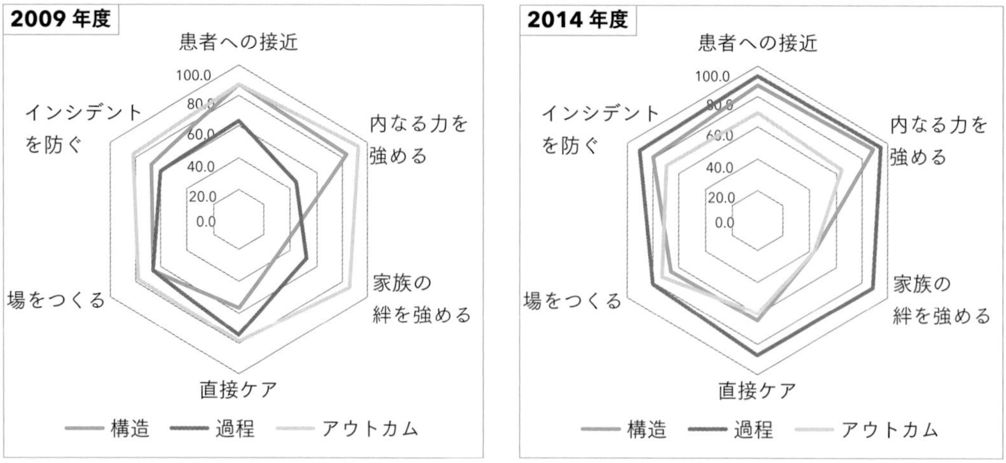

図 1　2009 年度と 2014 年度の評価のレーダーチャート

とが少なからず関係していると思われる。院内設置のご意見箱に看護師に向けた感謝のメッセージを多くいただいており，看護師ができていないと思っているよりも，患者は説明やケアにも満足を得られているとも評価できると考えている。

3．病院棟の改築に伴う評価の変化と業務の調整—改築移転に伴い 2 病棟へ

2016 年に病院棟の改築とともに地域包括ケア病棟 45 床が増床となり，急性期病棟と地域包括ケア病棟の 2 病棟での受審となった。この年の結果は，改築移転で病棟が新しくなり患者の療養環境が整ったことで構造面の得点が高い結果となった。これまで設備などの課題も多く，病室だけでなく働く看護師の環境も改善したことが関連していると考えられる。

過程得点は両病棟ともに経年的に変化がみられず高いとはいえない結果であったが，アウトカム評価では両病棟ともに高い得点を得られた。

●新しい環境下での取り組み

当院の地域包括ケア病棟は，地域の在宅医療から保存的治療目的で入院する患者さんや，他院からのリハビリテーション目的の入院患者よりも，当院の急性期病棟から手術後翌日にリハビリテーション継続する転棟患者が大部分を占めている。病棟と病床，手術室が増え入院手術患者数が増加したことで，ベッドコントロールがさらに複雑になり患者への説明，転棟という新たなことが看護業務として増えた。

新しい環境下で，患者把握と安全なケアを行うために，急性期病棟では，理学療法士の主任と看護師の主任がペアで毎朝病棟ラウンドを行い，術後の ADL の把握とスタッフへの指導を実施した。そして，急性期病棟からの転棟時に地域包括ケア病棟では，理学療法士・作業療法士と看護師が患者とともに病室の環境設定を行い，患者の状態把握と情報共有を行うようにした。このことで「インシデントを防ぐ」部分は比較的維持できていると思われる（**図 2**）。

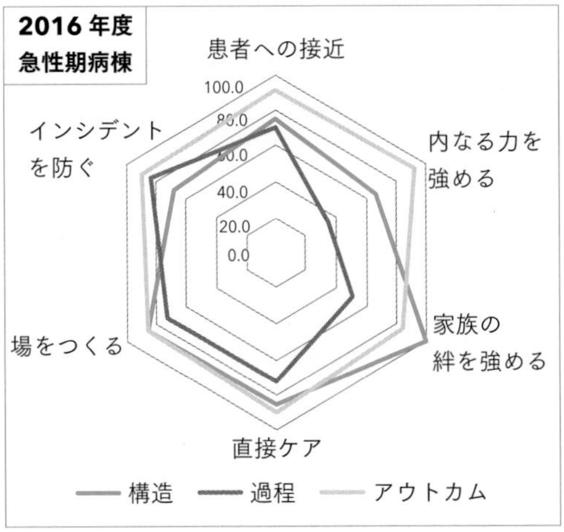

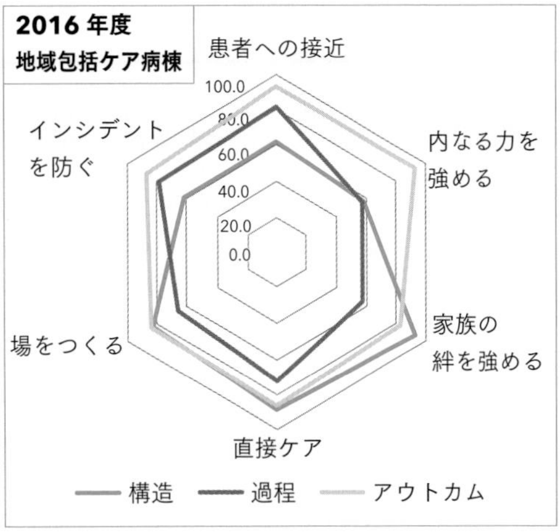

図２ 2016 年度の急性期病棟・地域包括ケア病棟の評価のレーダーチャート

4．地域包括ケア病棟の改善への取り組み

高齢者の多くは，退院後の在宅生活に何らかの調整や支援が必要であり，地域包括ケア病棟の役割として多職種で目標を共有し，退院調整を行う必要がある。しかし，手術後翌日の転棟患者が多くを占める地域包括ケア病棟のベッドコントロールができないと，急性期病棟の手術と入院の予定も決定できなくなるため，2 病棟 88 床で取り組む必要があった。また，受審当初からの「内なる力を強める」の構造と過程面の改善は，退院調整を行ううえでも重要な部分を占めると考えた。

改善に向けての取り組みとして，まず，地域包括ケア病棟では，PFM（Patient Flow Management）シートを作成し，患者の基本情報の共有とカンファレンスの開催を行った。週に 2 日の多職種でのカンファレンスは定着したが，患者の目標共有ができず退院調整が難航するケースもみられた。

①患者の目標共有と退院調整の改善への取り組み

対策として，カンファレンスで，看護師が患者の状態や情報を発言できるよう事前に看護カンファレンスを行うようにした。そして，毎朝の病棟申し送り時に多職種参加の場を使い，5～10 分程度で前日の入院患者，急性期病棟からの転棟患者の情報共有を行うようにした。そのときに，病状や ADL の現状，今後の方向性を本人および家族に説明する場を設定することについても検討するようにした。

さらに薬剤師と看護師で退院後の生活もみすえて，内服の管理方法の検討カンファレンスを週に 1 回実施し，患者指導も行うようにした。自己管理ができるまで，方法の変更や工夫を行っている。さらに，在宅への退院調整が必要な患者には一部受け持ち制を導入した。また，退院後の生活状況と病棟での退院調整について，自施設の訪問看護ステーションスタッフを中心にフィードバックを行う機会も設けることにした。

表 2　2 病棟での取り組み後の評価結果の推移

全体(2 病棟)		満点	2016 年度 得点	2016 年度 得点率	2017 年度 得点	2017 年度 得点率	2018 年度 得点	2018 年度 得点率	2019 年度 得点	2019 年度 得点率
構造面の評価	患者への接近	8	5.5	68.7	**6.0**↑	75.0	6.0	75.0	6.0	75.0
	内なる力を強める	12	7.5	62.5	7.5	62.5	**9.0**↑	75.0	8.5	70.8
	家族の絆を強める	14	13.5	96.4	13.0	92.9	13.0	92.2	**13.5**↑	96.4
	直接ケア	26	22.5	86.4	21.5	82.7	**26.0**↑	100.0	23.5	90.4
	場をつくる	24	20.5	85.4	18.5	77.1	**22.0**↑	91.7	19.5	81.3
	インシデントを防ぐ	16	10.5	65.6	**12.5**↑	78.1	**14.5**↑	90.6	13.0	81.3
過程面の評価	患者への接近	24	18.3	76.3	**19.2**↑	80.0	**19.9**↑	82.9	18.9	78.8
	内なる力を強める	18	8.2	45.6	**12.9**↑	81.7	11.4	63.3	**13.6**↑	75.6
	家族の絆を強める	15	8.1	54.0	**9.8**↑	65.3	**10.4**↑	69.3	**10.7**↑	71.3
	直接ケア	27	19.5	72.2	**21.0**↑	77.8	**21.8**↑	80.7	20.6	76.3
	場をつくる	12	8.4	70.0	**9.3**↑	77.5	8.7	72.5	**9.0**↑	75.0
	インシデントを防ぐ	24	19.7	82.1	19.5	81.3	**20.4**↑	85.0	20.2	84.2
アウトカムの評価(患者満足度)	患者への接近	6	5.5	91.7	5.4	90.0	**5.6**↑	93.3	5.4	90.0
	内なる力を強める	6	5.6	93.3	**5.7**↑	95.0	5.7	95.0	5.7	95.0
	家族の絆を強める	6	5.1	85.0	**5.4**↑	90.0	5.3	88.3	5.3	88.3
	直接ケア	9	7.9	87.8	7.9	87.8	7.7	85.6	**7.8**↑	86.7
	場をつくる	6	5.2	86.7	5.1	85.0	5.1	85.0	5.1	85.0
	インシデントを防ぐ	6	5.3	88.3	**5.4**↑	90.0	5.4	90.0	5.0	83.3
アウトカムの評価(患者1,000人あたりのインシデント発生率)	転倒		1.0		2.7		0.5		1.1	
	転落		0.0		0.2		0.0		0.2	
	褥瘡		0.0		0.2		0.0		0.0	
	院内感染		0.0		0.0		0.0		0.0	
	誤薬		1.2		2.8		0.5		0.9	

＊**太字**は前年度より上がった得点

②疾患別ケアマップの作成―目標が患者・家族・多職種に理解できるように

2018 年から入院手術目的患者に対して，外来から自分が受けるケアのプロセスがよりわかりやすく，目標も明確に患者・家族も多職種も理解できるよう，疾患別ケアマップの再作成を行った。ケアマップの作成は，症例数が多く，退院調整が必要な高齢者が受ける人工関節置換術・脊椎疾患手術から始めた。ケアマップの活用は，外来から入院手術，術後のリハビリテーション，転棟，退院後の受診，外来リハビリテーションへと，運動器ケアに段差なく切れ目なく提供できる仕組みづくりにもなった。

また，症状別看護計画の見直しや，セルフケアに関する看護計画を作成した。退院指導のなかに，患者自身のヘルスケアに関するパンフレットの作成も必要と考え，当院らしさを取り入れたいと看護部の業務委員会が取り組んでいる。

これらの取り組みにより，2018 年度の評価は，構造面，過程面ともに得点が上がり，アウトカムは前年度と変わらない評価を維持できた(**表 2**，**図 3**)。

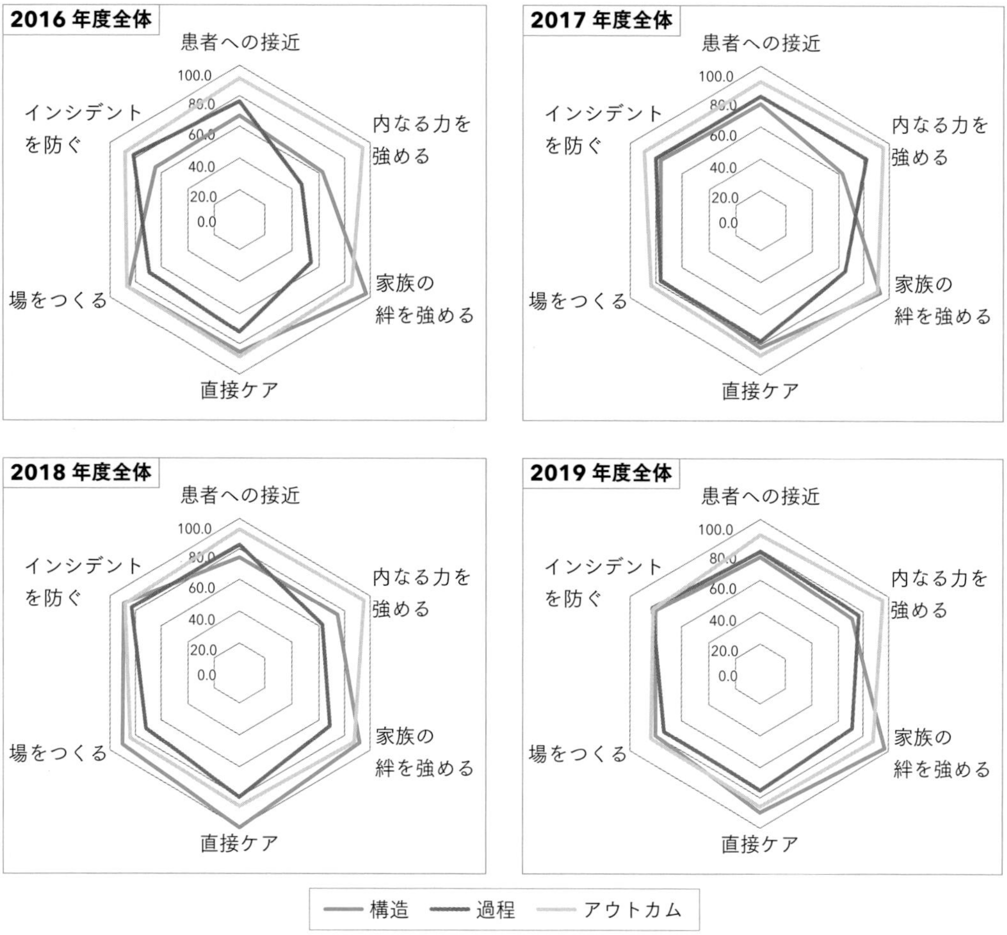

図 3 病院全体の評価のレーダーチャートの変化（2016～2019 年度）

5．看護師の自己評価と患者満足度の乖離について

2018 年に看護 QI プログラムの活用研修に参加した。この研修で当院のデータを事例検討に取り上げていただき，過程評価（看護師の自己評価）とアウトカム（患者満足度）の乖離についての話を聞き，当院の特徴に関してデータから多角的な意見を受けることができた。

たとえば，看護師の「内なる力を強める」の評価は低いが，患者の評価は高いという結果については，入退院が多く，在院日数が短い当院では，看護師はゆっくりベッドサイドで患者の話を聞くことや，十分な説明ができていないので，患者が見通しや状況理解を得るための説明があまりできていないと思っていた。しかし，患者アウトカムの結果やほかの患者満足度調査結果から，患者はいろいろなことをたくさん説明されていると感じているととらえても良いのではないか，看護師が思っているほど患者はそう感じていないとみることができるとの意見をいただいた。

このことで毎年低い得点結果から，できていないととらえていた考えが変わるきっかけになった。研修後，短い時間でも患者に届き，理解しやすい方法を追求しようと，病棟スタッフへフィードバックした。

また，比較的若い年代の看護師に，できているという自己評価が高い傾向にあり，ベテランになるほど自己に厳しい評価をする傾向があるという結果を聞き，次年度からはできるだけ幅広い世代に分散して協力看護師を選択するようにした。

6. 今後の活動・課題

疾患別ケアマップをほかの手術疾患についても継続して作成していきたいと考えている。このケアマップ作成と活用を通して，外来から入院・手術，退院後の在宅，外来とケアをつなぐ活動を始め，2020年に「結ぶチーム」を結成した。まだまだ未熟なチームではあるが，「ケアをつなぐ」「専門職種をつなぐ」「在宅生活へつなぐ」などを行うことで病棟の看護の質評価の得点にどう変化をもたらすのか，経年的に追っていきたい。

毎年，構造評価者(看護師長)の入力前に2病棟で評価項目の確認を行い，業務委員会で作成したものが活用されているか，見直しができたかを確認する機会として活用している。できていない項目や不足していると感じていることは，次の看護部の委員会への課題として提案している。また各病棟の年間実行計画，看護部委員会の年間計画立案の参考にしている。

アウトカムデータは，受審期間の病棟の出来事や弱みを振り返る機会にもなっている。しかしながら，2019年度は，質は一定程度を維持できているが，疾病の予後や，痛みの回復過程に関する資料などが十分でないと感じる場面があるという評価結果だった。これは両病棟ともに同じ評価結果であった。アドバイスに，看護師同士の協働について話し合うなど，改善に取り組むことを勧めるとあり，これを参考にリーダーを中心に全スタッフで課題解決を進めたいと考えている。

第三者評価としての全国平均との比較は，自施設の看護の質を評価する1つの指標であるが，その得点に左右されるのではなく，なぜ高い得点だったのか，低い得点だったのかを領域ごとに分析することが大切であるということを学んだ。経年的に受審することで課題解決に取り組んだ軌跡をみることもでき，さらに次へと進む道しるべとなっている。

看護の課題は，ケアを提供する多職種の課題でもあり，病院全体で取り組むべき課題であるともいえる。今後も多職種を巻き込みながら協働し，質評価と改善の活動を継続していきたい。

I　評価を改善につなげる　文献

・山内豊明 訳(1999)．モニタリングアセスメントならびに改善(第V章)．山内豊明 訳．JCAHO 医療における質改善入門．p.69，医学書院．

II　評価と改善の事例(事例5)　文献

・遠藤みどり ほか(2003)．術後疼痛管理に対する臨床看護師の認識．山梨県立看護大学紀要5：61-70．
・IASM 研究班．がん患者の症状マネジメント；症状マネジメントの統合的アプローチ(IASM)を理解するために．(http://sm-support.net/program/index.html)(検索日：2022年5月10日)
・内布敦子ほか(1999)：The Integrated Approach to Symptom Management(IASM)について　IASM のための記録用紙，分析スタンダードの開発．がん看護4(5)：414-417．
・山本奈央ほか(2016)．術後疼痛管理に関する教育研修の効果：外科病棟看護師の主観的評価の変化から．山梨県立大学看護学部研究ジャーナル2：41-52．

II　評価と改善の事例(事例6)　文献

・一般社団法人日本看護質評価改善機構．看護ケアの質評価・改善システムホームページ http://nursing-qi.com(検索日：2022年5月10日)
・石神昌枝(2013)．「看護の質が...」ただの口癖になっていませんか？病棟の“看護の質”を評価する やり方・使い方イロイロ！評価→改善・向上策 忙しい看護現場でも手軽にできるケアの質評価！評価指標の枠組みから第三者評価・現場改善まで．ナースマネジャー15(6)：2-7．
・菅田勝也(2009)．看護評価の地平．日本看護管理学会誌12(2)：5-11．
・永池京子，米本倉基(2008)．看護管理者の教科書―人的資源管理を実践する．日総研出版．
・鄭　佳紅(2009)．師長が推進する看護ケアの質評価．ナースマネジャー11(10)：10-15．
・内布敦子(2019)．看護サービスの質保障と評価・改善(第3章)．井部俊子監修・秋山智弥編：看護サービスの質管理(管理学習テキスト第2巻)，第3版．日本看護協会出版会．

日本看護質評価改善機構(JINQI)の新しい取り組みと今後の展望

1 人工知能(AI)を用いて自動評価する仕組みの研究開発

過程の評価では，看護師が自身の行ったケアについてデータ(看護ケアテキストとよぶ)を自由記述文により入力し，評価を受け取るまで一定の期間を要している。これは専門家による詳細な評価とリコメンデーション作成に時間を要するためである。評価結果をできるだけ早く届け，改善に活用してもらうために，現在，人工知能(AI)を用いて自動評価する仕組みを研究開発している。これは，多層ニューラルネットワークという仕組みを用いて看護関連のテキストデータや過去の専門家による評価済みの看護ケアテキストを学習し，新たに入力される看護ケアテキストを評価するものである。

深層学習とよばれる手法を用いて学習される多層ニューラルネットワークは，画像認識や自然言語モデルの構築においてその有効性を示している。看護ケアテキストの評価を行うように多層ニューラルネットワークを学習するためには，膨大な看護ケア関連の学習用データが必要となる。そのため，電子カルテなどの医療情報を用いて学習され公開されている学習済みモデルをもとに看護ケアテキストデータを用いて転移学習させることにより，看護ケアテキスト自動評価システムを構築している。構築した自動評価システムは，専門家の評価を正解としたとき約74%の正答率であった。今後はさらに正答率を向上させ，あたかも看護現場に専門家がいて，すぐそばで看護過程の評価をしてくれるようなAIシステムの構築を目指している。

2 看護の質の経済評価

私たちが取り組もうとしている質改善活動は，経済的に考えたとき，どのような意味をもっているのであろうか。患者満足度の向上などと引き換えに，単に看護師の負担あるいは費用を増やすだけなのであろうか。実は，これまでの経済学研究に基づけば，質の改善は，患者の医療費負担を軽減させ，あるいは病院経営に良い影響を与える可能性がある。このような点についてエビデンスが蓄積されていけば，看護の質を経済的に評価し，また看護の質に関する診療報酬を制度化していくことも考えられよう。

1つのヒントを紹介しよう。ハーバード大学ビジネススクール教授のヘスケット，J.

S. (Heskett, J.S.)とサッサー，W. E. Jr. (Sasser, W.E., Jr.)は，1994年に「サービス・プロフィット・チェーン(SPC)」という概念を公表した。この考え方は，現在ではサービスマネジメントにおいて最もよく知られている考え方の1つになっており，従業員満足度，顧客満足度と利益のあいだの関係性を論じたものである。すなわち，従業員満足度の向上はサービス品質を向上させ，そのことが顧客満足度につながり，より高い利益に結び付くという考え方である。

もちろんこの考え方をそのまま病院経営や看護管理に適用するわけにはいかないだろう。しかし，これからの看護管理においては，看護師(従業員)満足度，患者(顧客)満足度と病院利益のあいだの関係が重要になってくることは間違いない。高齢化に伴う医療需要の高まりによって，看護師の使命感に頼った医療マネジメントは限界に近づきつつあり，また国の医療費削減圧力によって，より効率的な病院経営が求められているからである。

現状は，看護QIシステムは病棟ごとの評価である一方で，病棟ごとに利益(売上や費用)が区分経理されていることはまれであり，重症度など病棟の特性も考慮する必要があることから，看護の質と病院経営等についての関係を定量的にとらえることは容易ではない。しかし，看護の特性を踏まえたサービス・プロフィット・チェーンの構造を明らかにしていくことは間違いなく重要であり，そのためのデータの蓄積，分析，評価が求められている。私たちは，このような点について問題意識をもって研究を行っている。具体的には，看護QIシステムで収集される看護の質や経営に関するデータを用いた分析を行っている。優れた労働環境を整えることは看護の質を向上させるのか，また，看護の質の向上は優れた経営状況を生み出すのか，といった点について分析を進めている。看護師の配置に余裕をもたせると質が向上するというような単純な傾向は，現状ではみられておらず，まだ安定的な結果は得られていないのが実情である。引き続きデータの蓄積，分析を継続し，看護の質の経済評価に関する知見を積み重ねていきたい。

3 看護QIチャンピオンについて

■看護の質評価と病院機能の評価

日本看護質評価改善機構(以下，機構)は，「医療の質(患者の死亡率や合併症の発生率)に看護師の数と質が影響を与えている」という米国の研究の影響を受け，1989年に日本で発足した看護QA(Quality Assurance)研究会，および「看護ケアの質の評価基準に関する研究」をルーツにもつ団体である。これまでに延べ2,000以上の看護単位に対して，看護ケアの質評価と改善の取り組みを支援した実績をもつ。

2000年以降，病院機能・医療サービスを評価する活動が高まり名医や病院ランキングなどが一般メディアでも広く取り上げられる一方で，看護の質に関しては地域や医療業界ですら認知される機会ほとんどなかった。

■看護の質と改善を表彰する仕組み

すでに米国においては「マグネットホスピタルの看護が優良である」という一定の評価が確立したうえで，ANCC（The American Nurses Credentialing Center）では，ANCC マグネット賞，ANCC マグネットナースオブザイヤーなど，看護の成果に対して表彰する仕組みがすでに構築されている。動画などでも確認することができる，その授賞式はグラミー賞やアカデミー賞を彷彿とさせる盛大なものである。

機構では毎年 150 以上の看護単位の質評価を行い，結果に基づいた改善の取り組みの経年変化のデータを把握している。各病院・病棟・臨床の看護師の取り組み，患者からの反応を追い続けてきた看護研究者は「すばらしい病棟の取り組みが公表される機会がなく，社会から十分な評価が得られていない」ことに対する問題意識があった。そういった機構組織内の熱の高まりがあり 2018 年から表彰制度に関する企画が練られ 2019 年 8 月を目標に「看護 QI チャンピオン」を準備することとなった。

■表彰制度の目標と基準

表彰制度の目標として「看護の質改善の取り組みが認知され，全国の看護の質評価・改善の取り組みが発展していく」ことを目標とした。具体的には院内外に表現できるシンボルをつくり（**図 1**），透明性の高い審査体制をもつことを念頭に，表彰のカテゴリーを設定し次のような審査基準を策定した。

(1) 看護 QI チャンピオン：構造・過程・アウトカムのすべてにおいて，最も高い評価であった病棟

(2) 質改善賞：前年度に比べて，構造・過程・アウトカムの全てにおいて著しい改善を認めた病棟

これらの基準は，理事会を通じて「看護 QI チャンピオン表彰実施要領」として整

Japan Institute for Nursing Quality Improvement
JINQI

図 1　看護 QI チャンピオンを象徴する日本看護質評価改善機構のロゴ

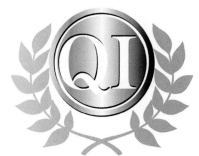

理した。特に質改善賞は，前年と比較した2年間の評価の結果が必要であるため，表彰制度の開催も2年ごとで行うこととして設定した。

■第1回(2017-2018)看護QIチャンピオン授賞式(図2)

2019年8月。多くの参加者が集まりやすいことを重視し，日本看護管理学会の期間中の朝の時間帯で授賞式を行った。受賞施設は，看護QIチャンピオン(琉球大学医学部附属病院周産母子センター)，質改善賞(医療法人はぁとふる 八尾はぁとふる病院)，特別賞(八戸市民病院)であった。初回でもあり短時間・小規模のささやかな授賞式であったが，継続して取り組んだ病院・病棟からは以下のような声が寄せられた。

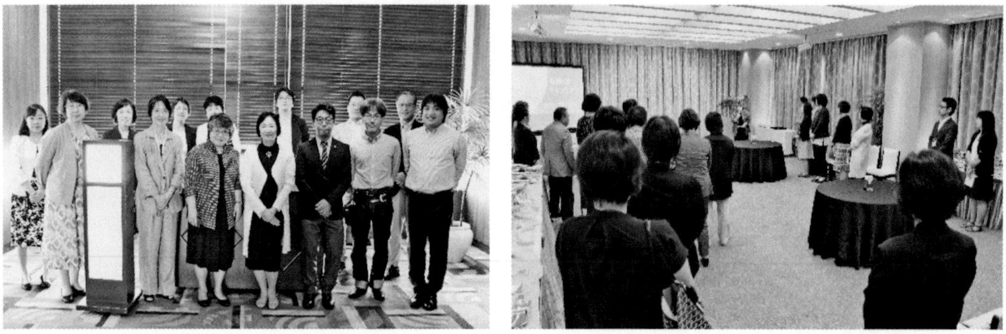

図2　第1回看護QIチャンピオン授賞式
第1回看護QIチャンピオンで受賞された病院の許可を得て一部掲載する。

・看護QIチャンピオン：琉球大学医学部附属病院　周産母子センター　西みゆき看護師長

過去6年間，継続してリコメンデーションの結果をスタッフ全員で共有し，強化したい項目と目標を掲げ「誰が」「いつ」「どのような方法で」「どうする」など具体的な取り組みや患者さん個々の状況に応じた看護展開が十分できるリーダーや役割モデルナースの育成が今回の結果につながったと考えています。

■第2回(2019-2020)看護QIチャンピオン授賞式

つづく第2回の授賞式は2021年9月に行われた。COVID-19の影響でオンラインという手段で準備することとなった。ただ受賞者が称賛を浴びる場として十分なものをオンラインでできるかという課題があった。

当日は約80名看護管理者・研究者が参加し，「改善(KAIZEN)-マグネット認証への旅」というタイトルで聖路加国際病院 副院長・看護部長 鈴木千晴氏の基調講演を行った。つづく授賞式は看護QIチャンピオン1施設(富山大学附属病院 NICU)・質改善賞2施設(宮崎県立宮崎病院4階東病棟，東京臨海病院7C病棟)が受賞した。

楯は前もって各受賞施設に送っておき，授与は各病院で看護部長が看護師長に対して行った。オンラインが課題であったが，むしろユニフォーム姿の病棟スタッフも多数参加することができ，現場でのエネルギーが参加者に伝わる感動的な授賞式となった。看護QIチャンピオンに選ばれた富山大学附属病院NICUは地元新聞社の記事にも掲載されており，看護業界だけでなく地元の看護を地元で知られる機会になったといえる。

■看護QIチャンピオンの今後の展望

こうして第1回・2回とかたちを変えて行ってきたが，次回は2023年に行う予定である。次回は，やはり本質的なことから深く深化させていきたいところである。

まずは受賞者の取り組みを引き出していく工夫である。受賞者の病棟の具体的な取り組みや葛藤・工夫した点について学ぶことができるのは，同じような環境で頭を悩ませている病院の管理職にとって参考になるものと考えられる。

次に，病院や病棟を応援する様々な関係者が興味をもち対話ができるように盛り込んでいきたいと考えている。病院の看護師や患者・家族の立場の方々，行政関係者など，病院・病棟をとりまく様々なステークホルダーを招待し，建設的な意見交換ができるような演出を行っていきたい。

さらに特別賞も設ける予定である。高齢化・過疎化・震災被害・コロナ禍など様々な社会情勢に苛まれながらも，看護の質評価を継続している病院・病棟のなかで，特筆すべき取り組みを行っているところに対しても，審査委員会・理事会の審査のうえで表彰することも検討している。

これまでのJINQIの活動のなかでは，最も新しい取り組みであるだけに時代に沿いつつも，普遍的な看護の大切さを一般社会に発信できる活動となるよう育てていきたい。

参考資料

・南裕子(2014)．一般社団法人看護質評価改善機構法人化記念シンポジウム　看護の質評価研究のはじまりから指標開発まで．(https://youtu.be/vkkjLDkP6ag)(検索日：2022年5月10日)
・ANCC．ANCC Magnet Recognition Program®．(https://www.nursingworld.org/organizational-programs/magnet/)(検索日：2022年5月10日)
・ANCC(2021)．ANCC NATIONAL AWARDS．(https://pages.nursingworld.org/anccnationalawards)(検索日：2022年5月10日)
・日本看護質評価改善機構．QIチャンピオン．(http://www.nursing-qi.com/champion/index.html)(検索日：2022年5月10日)
・日本看護質評価改善機構．QIチャンピオン2019．(http://www.nursing-qi.com/champion/2019/index.html)(検索日：2022年5月10日)
・日本看護質評価改善機構．マグネットホスピタル(http://www.nursing-qi.com/magnet/index.html)(検索日：2022年5月10日)
・北日本新聞社(2021)．富山大病院NICU看護部に最高賞．(https://webun.jp/item/7796267)　(検索日：2022年5月10日)

用語解説

3つの側面(構造・過程・アウトカム)

看護ケアの質を評価するための3つの側面。ドナベディアンが医療・看護の評価の枠組みとして提唱し，普及した。本用語解説の「構造評価」「過程評価」「アウトカム評価」参照。(➡ p.19)

6つの領域

看護ケアの質を構成する6つの領域。「患者への接近」「内なる力を強める」「家族の絆を強める」「直接ケア」「場をつくる」「インシデントを防ぐ」参照。(➡ p.19)

FOCUS PDSA

FOCUS PDSAは改善のプロセスモデルを示したもので，Find，Organize，Clarify，Understand，Select，Plan，Do，Study，Actの頭文字をとったもの。(➡ p.72)

NDNQI®

全米看護質指標データベース。1998年にANA(米国看護師協会)により設立され，現在は，PRESS GANEY社により運営されている。

(➡ p.16)

PDCAサイクル(デミングサイクル)

1950年代，W・エドワーズ・デミングが提唱した，改善を促進するためのマネジメントの概念で，Plan(計画)，Do(実行)，Check(評価)，Act(改善)の頭文字をとった各プロセスを展開するもの。提唱者の名前をとってデミングサイクルともいう。(➡ p.10)

Unit Baseの評価

評価の単位を何にするか定めたもので，本書では，看護ケアの質を評価するための単位を，看護単位として評価システムを構築した。

(➡ p.20)

アウトカム評価

「アウトカム」は，ケアの結果として患者やその家族にあらわれたものである。具体的には，患者満足度やインシデント発生率(転倒，転落，褥瘡，院内感染，誤薬)などである。(➡ p.50)

インシデント項目

看護ケアの結果としてあらわれた有害事象。看護QIシステムでは，60日間分のデータをもとに，患者1,000人あたりの「転倒」「転落」「褥瘡」「院内感染」「誤薬」の発生率を収集している。(➡ p.52)

インシデントを防ぐ

「インシデントを防ぐ」とは，患者にとって安全な環境を整えること，また，患者の状態に合わせてリスクを見極めながら，患者の可能性を最大限に活かすようなケアを進めていくことを意味する。(➡ p.38)

内なる力を強める

「内なる力を強める」とは，患者が自分の状況を理解し，予測性や見通しをもてるように援助することで，患者のもつ潜在的な能力を強め，より良い状態にすることを意味する。同時に家族にも患者の状態や今後の見通しを持たせることで，家族のもつ潜在的な能力を強めることを意味する。(➡ p.34)

家族の絆を強める

「家族の絆を強める」とは，家族が家族としての役割を果たせるように看護師が配慮しながら働きかけることを意味する。(➡ p.35)

過程評価
「過程」は，看護ケアのプロセスを指し，看護師がどのような情報をもち，それをどのように判断し，実際にどのような行為をしているかを評価するものである。(➡ p.42)

患者の評価
患者・利用者・家族などのケアの受け手からの評価。(➡ p.12)

患者への接近
「患者への接近」とは，看護師が患者や家族に関心をもち，患者の状態を把握することを意味する。(➡ p.33)

患者満足度
看護ケアの受け手としての患者の満足度である。アウトカム評価の１つ。(➡ p.51)

構造評価
「構造」は，看護ケアが提供される前提となる人材，設備や備品，システムなどを指し，それを評価するものである。(➡ p.31)

自己評価
サービス提供者自身が，自分たちが提供したサービスを評価する方法(➡ p.12，21)

ステークホルダー
経営管理を行ううえで，直接的または間接的に影響を受ける利害関係者のこと(➡ p.2)

第三者評価
サービスを受けた人でもなく，提供者でもない，第三者による評価。(➡ p.5，12)

直接ケア
「直接ケア」とは，保清や痛み緩和などの看護師が行う具体的看護行為を意味する。そしてその看護行為は，患者の個別性に合わせたケアであること，看護ケアを提供する際の判断，実施，評価が適切であり，そのケアの継続性が保たれていることが必要である。(➡ p.36)

ドナベディアン，A.
ドナベディアン(Avedis Donabedian 1919-2000)は，医療の質は「構造(structure)」「過程(process)」「結果(outcome)」という３つの側面から評価できるとするドナベディアンモデルの作者である。レバノン出身の医師である。

(➡ p.2)

場をつくる
「場をつくる」とは，看護師が看護師同士，あるいは他職種と連携している状況(場)をつくること，連携を支えるための場をもつことを意味する。これらは，患者への援助が効果的に効率よく行われるために必要である。(➡ p.37)

リコメンデーション
recommendは，「勧める」の意であり，看護QIシステムでは，システムを利用して分析した評価結果をもとに，質改善のための提案を含めて報告書(リコメンデーション)としてフィードバックしている。(➡ p.61)

Q＆A

Q1　自分の看護ケアが評価されていると思うと大変負担を感じます。

A　このシステムは，個人の看護ケアを評価するものではありません。機構から病棟へお返しする結果は，入力してくださった方々の平均で示され，個々の入力結果はお伝えしないことになっていますので安心してありのままをお答えください。自己評価をしていただくことによって，ご自分の看護ケアを振り返ることができます。

Q2　自分の看護で病棟のケアの質が評価されると思うと大変負担を感じてしまいます。

A　過去の調査結果では，その病棟のケアの「過程」評価は，新人であろうがベテランであろうが，お1人の方の看護ケアの「過程」で代表できることがわかっています。なぜなら，それは上手さや結果を問うのではなく，どのようなプロセスを踏んで看護を行っているかを問うものだからです。しかし，入力者の精神的負担を軽減するため，各病棟，複数の方に入力をお願いしています。

Q3　どのような単位で評価するのですか？

A　本システムは看護単位ごとの評価(Unit Base)の評価となっています。これは，対象である患者の類似性により，提供される医療や看護の類似性や，看護ケアの統一性，看護者の熟練などが確保されること，また迅速に改善に取り組むことが可能であることによるものです。

Q4　評価を受けるにあたり，データの入力にはどのくらい時間がかかりますか？

A　構造評価は，病棟管理者(看護師長)にお願いしています。構造評価の質問49問(選択式)と構造評価概要調査にWeb上で回答していただきます。所要時間は30分程度です。また，60日間分のインシデント(転倒・転落・褥瘡・院内感染・誤薬)発生件数調査(チェックシート参照)を行い，調査期間終了後，データを入力していただきます。

過程評価は，過程評価の質問40問(選択式とテキスト入力)と入力看護師調査にWeb上で回答していただきます。所要時間は45～60分程度です。過程評価は，ご自身の実践を振り返って具体的な内容をテキストで入力していただきますので，画面上ではじめて評価項目をみて回答を考えはじめると長時間を要する場合があります。構造評価，過程評価ともに，事前に評価項目を確認し，入力内容をイメージしておくことをお勧めします。

なるべく回答に時間をかけずにできるように，本機構のHP(http://www.nursing-qi.com)「質評価をお考えの方へ」のページに事前準備等の説明をしていますので，ご参照のうえ，ご回答ください。

Q5　改善すべきケアが複数ある場合，何から取り組めば良いかわかりません。

A　Chapter 3の「ステップ 1：F(Find)＝改善すべき看護行為または問題を特定する」(p.73)をご参照ください。改善しないことにより，患者への影響が最も大きいものから着手するとよいでしょう。

Q6　評価項目や具体的な質問内容は毎年同じですか？

A　評価の3つの側面および6領域は，変更していません。しかし，看護ケアの提供環境や実践状況は変化していますので，中項目や小項目，具体的な質問内容は，適宜見直しています。

Q7　改善のための目標設定はどの程度にすれば良いでしょうか？

A　転倒発生件数の目標値を0件にするのは現実的ではありません。患者のリハビリテーションを控えたり，患者の活動を必要以上に制限して0件という結果を得ても看護の質が高いとはいえませんので，結果の数字にこだわるよりも，むしろ手の届く目標(たとえば，外傷を伴う転倒を半減する，など)を設定することが大切です。改善のための目標設定は，その看護単位(Unit)の現状やインシデントの性質によって決めるのが良いと思います。なお，死に直結するようなインシデントの目標値は0件にすべきです。

Q8　構造，過程，アウトカム評価の関連性はありますか？

A　構造，過程，アウトカムは関連すると考えられます。ただし，本システムに集積されたデータの分析結果では，全てに関して統計的に有意であるとはいえない状況です。3年間(2017-2019)のデータによれば，構造の「インシデントを防ぐ」とアウトカム(患者満足度)の「家族の絆を強める」「直接ケア」「インシデントを防ぐ」および転倒発生率は，弱い相関が認められ，過程とアウトカムの「直接ケア」も弱い相関が認められています。

Q9　患者満足度とインシデント発生率との関連性はありますか？

A　患者満足度とインシデント発生率には負の相関があります。3年間(2017-2019)のデータから，転倒発生率と患者満足度の「患者への接近」「内なる力を強める」「家族の絆を強める」「直接ケア」「インシデントを防ぐ」は，弱い相関が認められています。

Q10 家族の面会が少ない場合，「家族の絆を強める」の評価はどうなりますか？

A 近年では，単身独居の高齢者が増えたり，入院期間の短縮や感染予防対策により面会が減ったりしていますので，評価できないと感じるかもしれません。しかし，「家族の絆を強める」は，家族(重要他者)が家族としての役割を果たせるように看護師が配慮しながら働きかけることを評価しています。家族(重要他者)とのかかわりを確保したり，ケアへの参加を支援したりするためのしくみや看護師がどのような働きかけを行っているかを評価するものですので，面会数によるものではありません。

Q11 評価を依頼せずに，本書を参考に改善に取り組むことはできますか？

A 本書にある評価の指標を用いて状況を把握できますので，各自で改善を検討することは可能です。ただし，機構からのリコメンデーションが返送されませんので，評価結果や全国データは参照できません。本機構での評価では，本機構が研究や評価事業を通して蓄積したデータから作成したアルゴリズムを用いています。なお，この内容は公開していません。

Q12 評価は毎年依頼しなければなりませんか？

A ケアやアウトカムを客観的に評価することは，変化をとらえるためには大変重要です。毎年の参加が難しい場合は，隔年や数年ごとでも構いませんので，定期的に参加することが改善につながると考えます。

Q13 業務改善と質改善，ケアの改善の違いを教えてください。

A 業務改善とは，効率が悪い，コストがかかりすぎるなどの問題を解決するために，業務内容や業務プロセス，業務の配分等を見直すことです。看護ケアの質改善は，ケアの実施によって，期待される効果や目指す目標に達することができるように，「患者中心」に看護ケアを見直し，実践することです。

評価項目一覧

学会発表や論文等に本評価項目を用いる場合は，必ず出典を明記してください。

構造評価項目一覧

大項目	中項目	小項目	質問項目と評価尺度
患者への接近	1.1. 個別情報を示す道具がある	1.1.1. 現在の個々の患者に必要な情報が明記されている	患者の個別情報を示す記録についてお聞きします。 カルテまたはカーデックス等に患者の療養上の希望について記載する欄があり，記載内容を更新する取り決めがありますか？ ・療養上の希望について記載する欄があり，記載内容をタイムリーに更新する取り決めがある ・療養上の希望について記載する欄があり，記載内容を更新する取り決めがある ・療養上の希望について記載する欄はあるが，記載内容を更新する取り決めはない ・療養上の希望について記載する欄がない
		1.1.2. ケアに必要な個別情報を見ることができる	安静度や食事制限等の患者へのケアで留意するべき情報が受け持ち以外の看護師にもわかりやすい状態にありますか？ ・ベッドサイドに安静度や禁忌事項等の情報が表示されている ・どこでも，電子カルテ等の端末を確認することで表示されている ・ナースステーションで記録物等に表示されている
	1.2. 患者や家族の習慣，希望，時，空間，安全性を尊重する姿勢をもっている	1.2.1. 患者を尊重する姿勢をもっている	病棟内に，スタッフに対して，患者尊重に関することを明示したものがあり，それを活用していますか？ （＊明示とは，スタッフに見えるように表示してあることです） ・明示したものがあり，看護職者間で，定期的に，決められた場で注意喚起する機会が設けられている ・明示したものがあるが，看護職者間で注意喚起する機会は設けられていない ・明示したものも，注意喚起する機会もない
		1.2.2. 患者，家族を尊重することを患者，家族に知らせるシステムがある	病棟内に，患者・家族に対して，患者尊重に関することを明示したものがあり，それを説明していますか？ (例)入院パンフレットや掲示物など （＊明示とは，患者や家族に見えるように表示してあることです） ・明示したものがあり，口頭でも説明する機会を設けている ・明示したものはあるが，説明する機会は設けていない ・明示したものはないが，口頭で説明する機会を設けている ・明示したものはない

大項目	中項目	小項目	質問項目と評価尺度
内なる力を強める	2.1. 疾患の予後，痛みの状況回復過程に関する資料がある	2.1.1. 病気の回復過程，退院後の生活に関して患者に説明するためのパンフレットや資料がある	以下の項目のいずれかに該当する患者がいる場合，その患者への説明に必要な資料がそろっていますか？ <7 つの項目> 1)治療(手術，化学療法，放射線療法など)を受ける患者 2)検査を受ける患者 3)食事指導が必要な患者 4)生活指導が必要な患者 5)医療的な自己管理が必要な患者 6)服薬療法を受ける患者 7)地域医療連携が必要な患者 ・該当する患者について，全てそろっている ・該当する患者について，そろっていないものがある ・該当する患者について，なにもそろっていない
		2.1.2. パンフレット類を定期的に見直している	パンフレットの見直しはどの間隔で行われていますか？ ・1 年に 1 回の見直しを行っている ・1 年以上～3 年未満の期間で見直しを行っている ・3 年以上見直していない/見直しはしていない ・パンフレットはない
		2.1.3. パンフレット類について検討する組織がある	患者が病気や治療の最新の情報を掲載したパンフレットを改良・改変するための組織(担当チームなど)がありますか？ ・常時，委員会がある ・必要時，プロジェクトチームをつくる ・ない
	2.2. 患者が自分の状況を理解する場面(インフォームドコンセント)で，看護師が何らかの役割を担っている	2.2.1. 入院中の看護について，責任をもって説明する看護師が決まっている	患者が自分の状況を理解するための看護について取り決めがありますか？ ・患者の状況変化に応じて，提供する看護について説明する看護師が決まっており，患者の反応を記録する取り決めがある ・患者の状況変化に応じて，提供する看護について説明する看護師が決まっているが，患者の反応を記録する取り決めはない ・患者の状況変化に応じて，提供する看護について説明する看護師は決まっていないが，患者の反応を記録する取り決めがある ・患者の状況変化に応じて，提供する看護について説明する看護師は決まっておらず，患者の反応を記録する取り決めもない

（つづく）

大項目	中項目	小項目	質問項目と評価尺度
内なる力を強める	2.2. 患者が自分の状況を理解する場面(インフォームドコンセント)で，看護師が何らかの役割を担っている	2.2.2. 医師の治療の説明の際に，患者の理解を助ける働きを看護師が担っている	医師からの病気/治療の説明の際に，患者の理解を助ける働きを看護師が担っていますか？ ・医師からの病気/治療の説明の際に，看護師が同席し患者の理解を助ける働きを担っている ・医師からの病気/治療の説明の際に，看護師が同席するとは決まっていない ・医師からの病気/治療の説明の際に，時間があれば看護師が同席するようにしている
		2.2.3. 退院計画を入院時に立て，患者に示している	退院計画はいつ立て，患者と共有していますか？ ・退院計画は，入院時に立て，患者と共有することが決められている ・退院計画は，入院期間中に立て，患者と共有することが決められている ・退院計画は，患者と共有するようには決められていない
家族の絆を強める	3.1. 家族/重要他者が気持ちよく過ごせる病室以外の空間がある	3.1.1. 家族/重要他者が過ごすための病室以外の専用の場所は，他者が入ってこないような工夫がされている(プライバシーが守られている)	家族/重要他者が面会に来られたときに，患者と一緒に過ごすことができる場所についてお聞きします。 家族/重要他者や面会者と話せる場所は，他者が突然入ってこない工夫がされていますか？ ・専用の場所があり，使用中の札や鍵が取り付けられている ・専用の場所があるが，使用中の札や鍵は取り付けられていない ・そのような場所はない
		3.1.2. 家族/重要他者が過ごすための病室以外の専用の場所は，声が漏れない工夫がされている(プライバシーが守られている)	■入力する前に実際に病棟で確かめてから入力をしてください。 家族/重要他者や面会者と話せる場所は，声が漏れないようなところですか？ 実際にドアをしめて声を出して確認をしてください。 ・普通の声は漏れない ・普通の声は漏れる ・そのような場所はない
		3.1.3. 家族/重要他者が過ごすための病室以外の専用の場所は，廊下の話し声が聞こえず静かである	■入力する前に実際に病棟で確かめてから入力をしてください。 家族/重要他者や面会者と話せる場所は，静かなところですか？ 実際に部屋の中に入り確認をしてください。 ・外の話し声が気にならない ・外の話し声が気になる ・そのような場所はない

(つづく)

大項目	中項目	小項目	質問項目と評価尺度
家族の絆を強める	3.1. 家族/重要他者が気持ちよく過ごせる病室以外の空間がある	3.1.4. 家族/重要他者が過ごすための病室以外の専用の場所は，いつでも使用することができる	家族/重要他者や面会者と話せる場所は，いつでも希望時に使用できますか？ ・いつでも使用できる ・使用を待ってもらうことがある ・そのような場所はない
	3.2. 患者が，ベッドサイドで，家族/重要他者とのつながりを保つことができる設備がある	3.2.1. ベッドサイドの安楽さが保たれている	ベッドサイドで家族/重要他者が気持ちよく過ごすための配慮についてお聞きします。 ベッドサイドの椅子の設備について以下の中から選択してください。 ・患者用と家族が自由に使える椅子がある(患者用以外に病室に椅子があるかで判断する。他患との共有でもよい) ・患者用の椅子はあるが，家族用の椅子はない ・患者用の椅子も家族用の椅子もない
		3.2.2. 病室のスペースが十分に確保されている	大部屋患者1人あたりの病室面積を下記の中から選択してください。 ＊不明な場合は，管理者または病院事務局に確認してお答えください。 ・8 m^2 以上 ・6.4～8 m^2 未満 ・4.3～6.4 m^2 未満
		3.2.3. 時間外面会(夜間滞在)は，自由もしくは融通性がある	時間外面会(夜間滞在)は，状況を判断し許可することができますか？ ・師長または主治医に判断を委ねる ・対応した看護師の判断で許可することができる ・融通することはない/時間外面会を許可できない
直接ケア	4.1. 病棟で起こりうる特徴的な苦痛あるいは問題について基準・手順がある	4.1.1. 病棟で起こりうる特徴的な苦痛あるいは問題に関する看護基準がある	あなたの病棟で特徴的な疾患や問題についての看護基準を1つ挙げてください。 (例)乳がん術後の看護，PTCA 後の看護など 【記述回答】 ［　　　　］ その看護基準の中に以下の3つの項目が含まれていますか？ <3つの項目> 1)患者の一般的な経過 2)具体的な観察項目 3)具体的なケア項目(指導内容) ・1)2)3)の3項目が全て明記されている ・2)と3)の項目が明記されている ・2)か3)がない

（つづく）

評価項目一覧

大項目	中項目	小項目	質問項目と評価尺度
直接ケア	4.1. 病棟で起こりうる特徴的な苦痛あるいは問題について基準・手順がある	4.1.2. 看護基準の見直しがされている	その看護基準の見直しは，どの間隔で行われていますか？ ・1 年に 1 回見直している ・1～3 年に 1 回見直している ・3 年以上見直していない
		4.1.3. 看護師が行う処置についての手順がある	あなたの病棟で必要な処置についての手順がそろっていますか？ ・全てある ・一部作成していないものがある/まだ作成中のものがある ・ない
		4.1.4. 看護師が行う処置の手順は，見直しがされている	その手順の見直しはどの間隔で行われていますか？ ・1 年に 1 回以上見直しや追加を行っている ・1～3 年に 1 回見直している ・3 年以上見直していない
	4.2. 看護の質から見た設備・備品がある	4.2.1. 身体の清潔を保つための道具がある	床上安静が必要な患者さんや自分で口腔ケアができない患者さんのために口腔ケアを行うために必要な備品・設備についてお聞きします。 以下の物品は，患者に準備がない場合でも病棟に準備がありますか？ 1)歯ブラシ・スポンジ等　2)ガーグルベースン　3)タオル　4)バイトブロック等　5)吸引器等 ・1)～5)全てある ・ないものが 1～2 個ある ・ないものが 3 個以上ある
		4.2.2. 麻痺患者等の臥床患者のための入浴設備として特殊浴槽がある	麻痺患者等の臥床患者のための入浴設備として特殊浴槽がありますか？ ・病棟内または病院内にあり，患者に必要な時は使うことができる ・病棟内または病院内にあるが，必要な時でも使えないことがある ・そのような設備はない
		4.2.3. 保清をするための設備・備品の利用日数に利便性がある	シャワー・浴室を 1 週間のうち，何日開放していますか？ ・いつでも患者が入りたいときに使用できる ・毎日使用できる ・使用できない日がある

（つづく）

大項目	中項目	小項目	質問項目と評価尺度
直接ケア	4.2. 看護の質から見た設備・備品がある	4.2.4. 保清をするための設備・備品の利用時間に利便性がある	シャワー・浴室は1日のうち，何時間ぐらい開放していますか？ ・12時間以上開放している ・8〜12時間開放している ・8時間未満開放している
	4.3 看護業務の中に日常生活援助に責任を負える体制がある	4.3.1. 担送患者の看護計画の中には，個別性のある清潔のケア計画が含まれている	担送患者の清潔，食事，移動，排泄に関する看護計画についてお聞きします。 担送患者の看護計画の中に，清潔に関する個別情報と看護計画が含まれていますか？ （＊個別情報とは，患者の身体情報や生活情報や好みを含みます） ・個別情報と看護計画の両方が含まれている ・看護計画が含まれている ・看護計画がない
		4.3.2. 担送患者の看護計画の中には，個別性のある食事のケア計画が含まれている	担送患者の看護計画の中に，食事に関する個別情報と看護計画が含まれていますか？ （＊個別情報とは，患者の身体情報や生活情報や好みを含みます） ・個別情報と看護計画の両方が含まれている ・看護計画が含まれている ・看護計画がない
		4.3.3. 担送患者の看護計画の中には，個別性のある移動のケア計画が含まれている	担送患者の看護計画の中に，移動に関する個別情報と看護計画が含まれていますか？ （＊個別情報とは，患者の身体情報や生活情報や好みを含みます） ・個別情報と看護計画の両方が含まれている ・看護計画が含まれている ・看護計画がない
		4.3.4. 担送患者の看護計画の中には，個別性のある排泄のケア計画が含まれている	担送患者の看護計画の中に，排泄に関する個別情報と看護計画が含まれていますか？ （＊個別情報とは，患者の身体情報や生活情報や好みを含みます） ・個別情報と看護計画の両方が含まれている ・看護計画が含まれている ・看護計画がない
		4.3.5. 床上患者に保清をする人が明示されている	担送患者に責任をもって保清をする人が明示されていますか？ （＊明示とは，関係者にわかるように表示してあることです） ・明示されている ・明示されていない

大項目	中項目	小項目	質問項目と評価尺度
場をつくる	5.1. 看護チーム内の役割分担が明確になっている	5.1.1. 業務調整のためのシステムがある	本日の業務・役割分担についてお聞きします。 本日の日勤帯の看護師の業務分担をボードなどを用いて明示していますか？ ・業務分担表があり，受け持ち患者または仕事の内容・従事時間の分担が明示されている ・業務分担表があり，受け持ち患者または仕事の内容が明示されている ・受け持ち患者または仕事の内容は明示されていない ・業務分担表はない
		5.1.2. 業務調整のための責任者が明示されている	他部署の職員が病棟に来たとき，その日の各勤務帯の責任者が一目でわかるようになっていますか？ ・その日の日勤帯および夜勤帯の責任者が明示されている ・その日の日勤帯のみ責任者が明示されている ・その日の夜勤帯のみ責任者が明示されている ・明示されていない(誰かに聞かないとわからない)
		5.1.3. 看護体制ごとの必要な役割について業務規程がある	看護師長以外の業務規程には責任内容および業務内容が記載されていますか？ (＊点検する業務規程は，看護体制の種類によって異なりますので，例を参考に確認してください) 例１　プライマリーナーシングの場合：プライマリーナース，アソシエートナースの責任内容と業務内容 例２　チームナーシングの場合：リーダー，メンバー(スタッフ)の責任内容と業務内容 例３　混合型ナーシングの場合：リーダー，受け持ち，メンバーなどの責任内容と業務内容 例４　機能別ナーシングの場合：各機能の責任内容と業務内容 ・全ての役割について責任内容と業務内容が記載されている ・どれかの役割について責任内容か業務内容のどちらかがない ・全ての役割について責任内容も業務内容もない
		5.1.4. 業務規程を定期的に確認する機会がある	看護師は，１年に１回以上，業務規程を見て役割を確認する機会を設けていますか？ ・自分とほかの人の業務規程を見て役割を確認する機会がある ・自分の業務規程は見て役割を確認する機会がある ・そういう機会はない
	5.2. 看護師同士の協力体制がある	5.2.1. 病棟の業務量の増減があったとき，勤務者数を変えるための決まり事がある(人員配置)	病棟の業務量の増減があった時，勤務者数などの人員配置を変えるための基準がありますか？ ・決まり事があり，明文化されている ・決まり事はあるが，明文化されていない ・決まり事はない

(つづく)

大項目	中項目	小項目	質問項目と評価尺度
場をつくる	5.2. 看護師同士の協力体制がある	5.2.2. 病棟のスタッフに欠員が生じたときに勤務者数を変えるための決まり事がある	病棟のスタッフに欠員が生じたときに，勤務者数などの人員配置を変えるための決まり事がありますか？ ・決まり事があり，明文化されている ・決まり事はあるが，明文化されていない ・決まり事はない
	5.3. 看護師間で情報を共有したり，働きかけの方向性を考える場がある	5.3.1. 看護師間で看護計画を見直すための場や機会が保証されている	看護師間で情報を共有したり，看護計画を見直すための場や機会(カンファレンス)を定期的に設けていますか？ ・定期的に行っている ・定期的ではないが必要な時はいつでもすぐに行っている ・必要な時は行うが，タイムリーにできないこともある ・行っていない
		5.3.2. 看護師間で看護計画を見直すための場や機会の次の開催日が決まっている	看護師間で看護計画を見直すための場や機会の次回の開催日が決まっていますか？ ・決まっている ・決まっていない
	5.4. 多職種が集まって話し合う場がある	5.4.1. 必要に応じて多職種が集まり，話し合うことができるシステムがある	患者さんのケアを改善するために医師や各種療法士や各種専門チームとの話し合いの場がありますか？ ・求めればいつでも容易に話し合いの場をもつことができる ・定期的な話し合いの場がある ・話し合う場はない
		5.4.2. 必要に応じて多職種が集まり，話し合う場において看護師が役割を担って運営している	話し合う場をつくり，運営することに関して看護師は主体的な役割を担うことになっていますか？ ・主体的な役割を担っている ・主体的ではないが，役割を担っている ・役割は担っていない
	5.5. スタッフ間の関係性が良い	5.5.1. 病棟内の看護師間の雰囲気が良い	スタッフ間の関係性についてお聞きします。 病棟では，看護師同士が気持ち良く仕事ができていますか？ ・とても気持ち良く仕事ができる ・まあまあ気持ち良く仕事ができる ・あまり気持ち良く仕事ができない
		5.5.2. 他職種との雰囲気が良い	他職種と気持ち良く仕事ができていますか？ ・とても気持ち良く仕事ができる ・まあまあ気持ち良く仕事ができる ・あまり気持ちよ良仕事ができない

大項目	中項目	小項目	質問項目と評価尺度
インシデントを防ぐ	6.1. 安全に過ごすための設備・基準が整っている	6.1.1. 褥瘡を予防するためのアセスメントシステムがある	患者さんの安全を守るための設備・システムについてお聞きします。 褥瘡発生を予防するためのアセスメントによりリスクの高い患者が一目でわかるようになっていますか？　当てはまるものを以下の中から選択してください。 ・褥瘡アセスメントの結果，スコアの高い患者が誰にでもわかるように示されている ・褥瘡アセスメントの結果は，カルテ/電子カルテなどの記録物を開けばわかるようになっている ・褥瘡アセスメントの結果の記録はない ・褥瘡アセスメントはしていない
		6.1.2. 転倒・転落を予防するためのアセスメントシートと教育プログラムがある	転倒・転落のリスクを見極めるためのアセスメントシートと教育プログラムがありますか？ 当てはまるものを以下の中から選択してください。 ・転倒・転落のリスクを見極めるためのアセスメントシートがあり，教育プログラムがある ・アセスメントシートはあるが，教育プログラムはない ・教育プログラムはあるが，アセスメントシートはない ・どちらもない
		6.1.3. 院内にCDC/厚生労働省/日本看護協会のガイドラインに基づいた感染防止基準がある	CDC/厚生労働省/日本看護協会のガイドラインに基づいた感染防止基準を見直していますか？ ガイドラインを遵守するために，病棟での対策を検討する仕組みがありますか？ ・2年に1回以上検討することになっている ・年に1回以上検討することになっている ・そのような仕組みはない
	6.2. インシデント対応システムがある	6.2.1. インシデント発生を把握している	病棟におけるインシデントレポートの活用の仕組みについてお聞きします。 インシデントレポートの活用について以下から当てはまるものを選択してください。 ・インシデントレポートの分析結果を病棟内で周知し，改善案を検討する仕組みがある ・インシデントレポートの分析結果を病棟内で周知する仕組みがある ・そのような仕組みはない
		6.2.2. インシデント発生から報告，事後処理についての適切な仕組みがある	インシデントが生じた際に，発生から報告，事後処理についての仕組みがありますか？ ・手順にもとづいて，対応や改善のための分析，および実施に取り組む仕組みがある ・手順について明記されたものがある ・手順について明記されたものはない ・わからない

大項目	中項目	小項目	質問項目と評価尺度
インシデントを防ぐ	6.3. インシデントを防ぐのに必要な人員配置がある	6.3.1. ケアを行うための看護師数が十分である	あなたの病棟の日勤において，看護職1人あたりの平均的な患者数は何人ですか？ ・1看護職あたり6人未満 ・1看護職あたり7人未満 ・1看護職あたり8人未満 ・1看護職あたり8人以上
		6.3.2. 夜間の看護師数が十分である	夜間の看護職1人あたりの患者は何人ですか？ ・1看護職あたり10人未満 ・1看護職あたり15人未満 ・1看護職あたり20人未満 ・1看護職あたり20人以上

過程評価項目一覧

大項目	中項目	小項目	中項目
患者への接近	1.1. 看護師は根拠をもって患者や家族のことを把握している	1.1.1. 看護師は患者や家族が望んでいることは何かを知っている	＊＊さんは，今回の入院で，どのようになりたいと望んでいますか？　具体的にお書きください。患者について答えられない場合は，家族に置き換えてお答えください。 (例)退院までには，○○が改善して，△△ができるようになりたいと望んでいる。 【記述回答】 それはどのようにしてわかったのですか？ 下記の中から最も近いものを選んでください。 ・患者から直接聞いた/患者は答えられない状態のため家族から聞いた ・記録類から確認した ・直接患者に確認したわけではないが，家族から聞いた/患者の反応や言動から察した ・その患者のことではなく一般的な患者の反応から推測した ・知らない
		1.1.2. 看護師は患者や家族がどのような情報を欲しいと思っているのかを知っている	あなたは，＊＊さんがどのような情報を欲しいと思っているか知っていますか？　その情報を1つ挙げて，具体的な内容をお書きください。患者について答えられない場合は，家族に置き変えてお答えください。 (例)○○に関する例えば△△についての情報を求めている。 【記述回答】 それはどのようにしてわかったのですか？ 下記の中から最も近いものを選んでください。 ・患者に直接自分が確認して知っている ・記録類から確認した ・直接患者に確認したわけではないが，患者の反応や言動から察した ・その患者のことではなく一般的な患者の反応から推測した ・知らない

（つづく）

大項目	中項目	小項目	中項目
患者への接近	1.1. 看護師は根拠をもって患者や家族のことを把握している	1.1.3. 看護師は患者や家族がどのようなことをして欲しいと思っているかを知っている	＊＊さんがどのようなことをして欲しいと思っているかを，具体的にお書きください。患者について答えられない場合は，家族についてお答えください。 **【記述回答】** それはどのようにしてわかったのですか？ 下記の中から最も近いものを選んでください。 ・自分もしくはほかの看護師が患者や家族と直接話し合ったので知っている ・記録類から確認した ・直接患者に確認したわけではないが，患者の反応や言動から察した ・その患者のことではなく一般的な患者の反応から推測した ・知らない
	1.2. 看護師は患者や家族のおかれている状態・状況を把握している	1.2.1. 患者の医学的な側面の把握をしている	＊＊さんの看護計画を立てるときに考慮した身体状態についてお書きください。 (例)○○の機能の悪化が予測されるので/○○のデータが悪いので，△△が予測されることを考慮した。 **【記述回答】** それはどのようにしてわかったのですか？ 下記の中から最も近いものを選んでください。 ・検査データなどの記録および患者の状態を直接見て確認し，考慮した ・検査データなどの記録または患者の状態を直接見て確認し，考慮した ・直接確認していないが，主治医や申し送りなどをもとにした ・医学的な側面は確認していない/標準的な看護計画を立てた ・看護計画は立てていない
		1.2.2. 患者の生活状況を把握している	＊＊さんの看護計画を立てるときに考慮した生活上の問題についてお書きください。 (例)生活上，自分で○○ができないことを考慮した。 **【記述回答】** それはどのようにしてわかったのですか？ 下記の中から最も近いものを選んでください。 ・自分もしくはほかの看護師が患者と直接話し合ったので知っている ・患者を観察したり，記録などの「事実」を見て知っている ・「事実」を直接確認していないが，申し送りなどを通して知っている ・生活の側面はあまり把握していない ・看護計画(生活面)は立てていない

(つづく)

大項目	中項目	小項目	中項目
患者への接近	1.2. 看護師は患者や家族のおかれている状態・状況を把握している	1.2.3. 患者に対して個別の看護ケアがある	＊＊さんについて，今一番気を付けていることに対する看護ケアの内容を具体的にお書きください。 (例)＊＊さんが○○であることを考慮して，△△を実施している。 【記述回答】 記述した回答の中に，患者の状況を考慮した記述があるかどうか確認し下記から選んでください。 ・記述した内容は，個別的なケアが記述してある ・記述した内容は，標準的なケアについて記述している ・記述した内容には，ケアの記述がない
	1.3. 看護師は患者や家族との関係づくりをしている	1.3.1. 看護師は自己紹介をして，患者に近づいている	あなたはこれまでに，＊＊さんやご家族に自己紹介や自分の役割をどのように伝えましたか？ 具体的にお書きください。 【記述回答】 下記の中からあなたの行動に最も近いものを選んでください。 ・自己紹介をして，自分が担当であることを述べた ・自己紹介をして，自分が担当する役割や責任を述べた ・自己紹介していないが，担当する業務を述べた ・自己紹介していない ・なにも言っていない
		1.3.2. 入院治療に伴う患者と看護師の役割と責任について話し合い明確にする	入院治療生活における患者と看護師の責任と役割について，＊＊さんとどのように話しましたか？　話し合った内容，もしくは伝えた内容を具体的にお書きください。 【記述回答】 下記の中からあなたの行動に最も近いものを選んでください。 ・話し合ってお互いの役割と責任を明確にした ・話し合っていないが，お互いの役割と責任を看護師が伝えた ・話し合っていないが，患者がすべきことを伝えた ・話し合っていないが，看護師の役割を伝えた ・話し合ったり伝えたりしたことはない

大項目	中項目	小項目	中項目
内なる力を強める	2.1. 患者の状況理解を進める	2.1.1. 看護師は，患者が欲しいと思っている情報を伝える	＊＊さんやご家族が欲しいと思っている情報について，その情報をどのように伝えましたか？ 下記の中からあなたの行動に最も近いものを選んでください。 ・自分が伝えた，もしくは医師が伝える場をつくり，その後の患者の反応や理解度を確認して，追加修正した ・自分が伝えた，もしくは医師が伝える場をつくり説明内容を確認した ・間接的に伝えた(パンフレットなど) ・ほかの看護師や医師から説明するよう促した ・伝えていない/知らない
		2.1.2. 看護師は，痛みの原因や根拠を具体的に説明する	＊＊さんの痛みの状態について本人に説明した内容を具体的にお書きください。具体的に本人に説明していない場合は，「説明していない」と記述してください。 【記述回答】 下記の中からあなたの行動に最も近いものを選んでください。 ・自分またはほかのスタッフが原因や根拠を具体的に説明した ・原因がわからないのでわからないということを伝えた ・具体的ではないが，おおまかに伝えた ・説明していない ・わかっていると思うので伝えていない
		2.1.3. 看護師は，痛みの治療や処置の説明を行う	痛みについて行っている治療処置・看護や痛みに関する見通しについて，＊＊さんに説明した内容をそのままお書きください。説明をしていない場合は，「説明していない」と記述してください。 【記述回答】 下記の中から最も近いものを選んでください。 ・痛みに関する治療処置・看護ケア・見通しの３点についての説明が含まれている ・痛みに関する治療処置・看護ケア・見通しのうち２点についての説明が含まれている ・痛みに関する治療処置・看護ケア・見通しのうち１点についての説明が含まれている ・説明していない

大項目	中項目	小項目	中項目
内なる力を強める	2.2. 予測や見通しを高める	2.2.1. その日の予定を伝える	今日の＊＊さんの一日の流れについて伝えたことや，＊＊さんと相談・調整して決めた内容を具体的にお書きください。患者について答えられない場合は，家族についてお答えください。 理由があって伝えてない場合は，その理由をお書きください。 【記述回答】 下記の中から最も近いものを選んでください。 ・今日の流れを決める際，患者や家族と相談・調整した ・(相談・調整していないが)時間や誰がするのかを伝えた ・(相談・調整していないが)何があるのかを伝えた ・伝えていない
		2.2.2. 今後の見通しを伝える	＊＊さんの今後の見通しについて話した内容とそのときの患者さんの理解度をお書きください。説明をしていない場合は，「説明をしていない」と記述してください。 (例)検査の結果が問題なければ退院になりますと説明すると，いくつか質問のあと「わかりました」と答えた。本人は認知症で同じことを何度も説明する必要があるため，家族に退院の目処と退院後の生活について説明し納得した様子だった。 【記述回答】 下記の中から最も近いものを選んでください。 ・患者が理解したかどうかを確認しながら説明をした ・患者が理解したかどうかを確認していないが説明をした ・理由があって説明していない ・説明していない
		2.2.3. 退院計画を患者と共有する	＊＊さんの退院計画(終末期ケースの場合は看取りの計画)として設定した目標とタイムスケジュールをお書きください。 【記述回答】 下記の中から最も近いものを選んでください。 ・患者・家族と協議して退院計画を立てた ・患者・家族と協議していないが，退院計画を立て，患者に伝えた ・退院計画はあるが，患者に伝えていない ・退院計画を立てていない

大項目	中項目	小項目	中項目
家族の絆を強める	3.1. 家族/重要他者とともにいる場を確保する	3.1.1. 面会時間を融通できることを家族に伝える	＊＊さんや家族に，必要に応じて面会時間が融通できることを伝えましたか？ ・自分またはほかの看護師が伝え，家族が承知していることを確認した ・自分またはほかの看護師が伝えた ・間接的に伝えた(入院のパンフレットなど) ・伝えていない
		3.1.2. 面会のために看護ケアの時間を配慮できることを家族に伝える	＊＊さんや家族に，面会の際には看護ケアの時間を調整できることを伝えましたか？ ・自分またはほかの看護師が伝え，家族が承知していることを確認した ・自分またはほかの看護師が伝えた ・間接的に伝えた(入院のパンフレットなど) ・伝えていない
		3.1.3. 家族が待つ時や，付き添う時の居場所を家族に伝える	＊＊さんや家族に，面会の際の家族の居場所や検査等を待っている際の居場所などを必要に応じて伝えましたか？ ・自分またはほかの看護師が伝え，家族が承知していることを確認した ・自分またはほかの看護師が伝えた ・間接的に伝えた(入院のパンフレットなど) ・伝えていない
	3.2. 患者ケアへの家族の参加を支援する	3.2.1. 家族の負担について把握する	＊＊さんの入院に際してのご家族の負担はどのようなものですか？　ご家族の負担がないと把握している場合はそのようにお書きください。 【記述回答】 ［　　　　　　　　］ それはどのようにしてわかったのですか？ 下記の中から最も近いものを選んでください。 ・患者や家族に直接自分が確認して知っている ・記録類から確認した ・直接患者や家族に確認したわけではないが，患者や家族の反応や言動から察した ・その患者や家族のことではなく一般的な状況から推測した ・知らない

（つづく）

大項目	中項目	小項目	中項目
家族の絆を強める	3.2. 患者ケアへの家族の参加を支援する	3.2.2. 家族の絆を強めるために意図的にかかわる	＊＊さんとご家族の関係性をよくする目的で，ご家族ができることを探したり，一緒に行っていること(またはあえて一緒に行っていないこと)はありますか？ あれば，その内容を具体的にお書きください。 (例)入院中であっても家族との絆を強めるために，看護師は○○を行っている(または行わないようにしている)。 【記述回答】 下記の中から最も近いものを選んでください。 ・ご家族との関係が良くなるように意図的に働きかけている(実施している/あえて実施していない) ・ご家族との関係を良くするように計画しているが具体的な実施には至っていない ・ご家族との関係を良くするためではないが，家族にしてもらっていることがある ・特に行っていない
直接ケア	4.1. 看護師は患者の状況に合った保清をする	4.1.1. その患者の状況や流動的な状態に合わせてケアを行っている	今日実施した＊＊さんの保清は，今日の患者さんの病状の変化に合わせて，病棟でふだんするルーチンの保清のやり方に追加したり，修正しましたか？　あれば，追加・修正した内容とその理由を具体的にお書きください。 【記述回答】 下記の中から最も近いものを選んでください。 ・病状に合わせてルーチンの保清のやり方に追加や修正をした ・根拠があってあえて追加や修正をしなかった ・修正の必要はあったが，実施には至らなかった ・根拠は明確ではないが，別の方法を試してみた/別の方法を実施している ・追加や修正は検討しなかった
		4.1.2. 患者の特性，その人らしさ，価値観，希望にそってケアを行っている	今日実施した＊＊さんの保清は，病状の変化のほかに患者さんの個別性(患者の特性，その人らしさ，価値観，希望)に合わせて，病棟でふだんする保清のやり方に追加したり，修正しましたか？ 下記の中から最も近いものを選んでください。 ・個別性に合わせて追加や修正をした ・根拠があってあえて追加や修正をしなかった ・修正の必要はあったが，実施には至らなかった ・追加や修正は検討しなかった

大項目	中項目	小項目	中項目
直接ケア	4.2. 苦痛を緩和する	4.2.1. 痛みを適切な方法で評価する	＊＊さんの痛みの評価はどのように行っていますか？ 下記の中から最も近いものを選んでください。 ・患者の主観を尊重して，特定の評価尺度を用いている ・特定の評価尺度を用いていないが，その都度，痛みを評価している ・評価していない
		4.2.2. 痛みを予測して，計画的に鎮痛剤を使用している	＊＊さんの鎮痛剤は計画的に使用していますか？ 下記の中から最も近いものを選んでください。 ・痛みを訴える前に，または早期に鎮痛剤を使用している ・痛みを訴えてから鎮痛剤を使用している ・理由があって鎮痛剤を使用していない ・我慢させることがある
		4.2.3. 鎮痛剤の副作用に対処している	＊＊さんの鎮痛剤の副作用に対して，どのように対処していますか？ 予測される副作用や現在の副作用の状態とその対応ついて，具体的にお書きください。 (例)鎮痛剤の副作用として○○が予測されるため，△△の観察をし，必要時××を行っている。 【記述回答】 下記の中から最も近いものを選んでください。 ・予測される副作用について，観察を行い，必要に応じて予防的に対処している/予防的な対処は現在必要としていない ・副作用が出現したので，対処した ・副作用が出現しているが，対処していない ・具体的な観察項目がわからない/副作用の観察をしていない ・副作用についての訴えを聞いていない
		4.2.4. 痛みに対する処置の効果を評価している	＊＊さんの痛みはコントロールされていますか？　されている，あるいはされていないと思う理由をお書きください。 (例)痛みの訴えがなくなり，表情が明るくなったので，コントロールされていると思う。 痛みの指標で軽減していることが明らかなので，コントロールされていると思う。 痛みの訴えが増え，夜も眠れていないようなのでコントロールされていないと思う。 【記述回答】 下記の中から最も近いものを選んでください。 ・判断の根拠があり，効果判定している ・判断の根拠は不明だが，効果判定している ・効果判定していない

（つづく）

大項目	中項目	小項目	中項目
直接ケア	4.2. 苦痛を緩和する	4.2.5. 痛みに対する治療について医師に意見を言っている	＊＊さんの痛みの治療について医師にどのように働きかけていますか？　＊＊さんにそのような状況がない場合は，違う事例やほかの身体的苦痛に置き換えて考え，具体的にお答えください。 (例)鎮痛剤を投与しても痛みが軽減せず，痛みの特徴から原因が○○と考えられたので，医師に薬剤の変更を提案した。 【記述回答】 下記の中から最も近いものを選んでください。 ・現状・根拠を含めて改善策を言っている ・改善策は言っているが，根拠は言っていない ・根拠は言っているが，改善策は言っていない ・現状だけを言っている ・なにも言っていない
	4.3. 継続性・個別性のあるケアをする	4.3.1. ケアの見直しや修正をしている	今日は○○さんのケアについてどのような改善を行いましたか？　改善した場合はその理由をお書きください。変更しなかった場合はその理由と看護師としての専門的判断をお書きください。 (例)○○だったので，ケアを△△に改善した。 ○○だったのでケアを改善する必要はなく変更はしていない。 【記述回答】 下記の中から最も近いものを選んでください。 ・根拠があってケアを改善した ・根拠は不明だが，新しいケアを試した ・根拠があってケアを変更していない ・ケアの改善を検討していない ・人手・時間の制約の理由で変更した
		4.3.2. ケアの方法を変更した時，ほかのスタッフに伝えている	＊＊さんに限らず，これまでの経験であなたがケアの方法を変えたとき，ほかのスタッフにその内容を伝えましたか？　伝えた場合はその内容を具体的にお書きください。また，計画を書き換えた場合はその内容をお書きください。 【記述回答】 下記の中から最も近いものを選んでください。 ・方法と根拠を伝え，計画を書き換えた ・方法を伝え，計画を書き換えた ・方法と根拠を伝えたが，書き換えていない ・方法のみ伝えた ・伝えていない

大項目	中項目	小項目	中項目
場をつくる	5.1. 他の専門職との意見交換の場を調整し，活用する	5.1.1. 患者の痛みの緩和について他の職種の意見を求める	＊＊さんの痛みへの対応について，他の職種と意見を交換していますか？ 下記の中から最も近いものを選んでください。 ・他職種に積極的に意見を求め，協議している ・他職種に意見を求めたことがある ・他職種に意見を求めたことはない ・他職種からの指示を受けているが意見交換はない ・理由があって他職種に意見を求めていない
		5.1.2. （痛み以外の問題でも）この患者について多職種間で話し合う場を調整する	＊＊さんの健康問題（栄養摂取の問題，排泄の問題，退院調整など）について，他の職種間で話し合う場において，あなたはどのような役割を担っていますか？ ・必要時，患者ケアに関して看護師としての目的・目標・方向性の方針を示し，ケアを調整した ・必要時，患者ケアに関して看護師としての目的・目標・方向性の方針を示した ・求めによって，話し合いの時間や場を調整した ・話し合いの時間や場の調整を行ったことはない
	5.2. 看護師同士が協働している	5.2.1. 平常時において，看護師同士が協働する	最近1週間で，他の看護師からの手伝いが必要だった場面を1つ具体的に思い出してください。その時の状況は以下のどれにあてはまりますか？ ・頼んで手伝ってもらった ・自主的に手伝ってくれた ・リーダー等に指示されて手伝ってくれた ・手伝ってもらっていない
		5.2.2. 突発的な状況（急変）において看護師同士が協働する	最近病棟で起きた突発的なこと（急変など）の場面を具体的に思い出してください。そのときのあなたの状況に最も当てはまるものを以下から選んでください。 ・状況の変化を把握・予測して，自分の役割を認識して行動した ・状況の変化の把握・予測は難しかったが，自分の役割を認識して行動した ・状況の変化の把握・予測はできたが，自分の役割はあまり明確に認識せず行動した ・状況の変化の把握・予測は難しかったので，その場で指示された通り行動した ・状況の変化の把握・予測，役割認識はできなかった／協働しなかった

<table>
<tr><th>大項目</th><th>中項目</th><th>小項目</th><th>中項目</th></tr>
<tr><td rowspan="3">インシデントを防ぐ</td><td rowspan="3">6.1.
看護師は危険性を見極めながら，患者の危険なサインが出たらすぐにストップできるという構えをもち，ケアしている</td><td>6.1.1.
苦痛や危険性を判断している</td><td>＊＊さんにとって苦痛や危険を伴うけれど，回復のために必要と判断したり，希望に添うようなケアをすすめたことについて，その内容を具体的にお書きください。
ケアを進めるときに予測された危険性や苦痛についてもお書きください。
(例)＊＊さんは片麻痺により，転倒の危険性が予測されたが，身体機能の早期回復や廃用症候群の予防のため，看護師見守りのもとで，歩行を促した。
【記述回答】
下記の中から最も近いものをお選びください
・一般論に加えて本人の状況を考慮した危険性を判断している
・一般論により危険性を判断している
・危険性を予測していない
・経験がない</td></tr>
<tr><td>6.1.2.
患者の可能性や希望を把握している</td><td>患者の回復の可能性や患者の希望をどのようにして判断しましたか？
以下の中から最も近いものを選択してください。
・記録物・データ・患者との会話から事実に基づいて回復の可能性や希望を自分で判断をした
・患者の個別的な事実は確認していないが，一般論から推測をして判断した
・チームで判断したので，自分自身の中では判断の根拠は明確ではない
・判断の根拠は特にない</td></tr>
<tr><td>6.1.3.
危険なサインを理解している</td><td>苦痛や危険を伴うケアを進める中で，中止する際の観察するべきサインはなんですか？　＊＊さんの場合について具体的にお書きください。
(例)＊＊さんには○○のケアが必要であるが，××の(サインがみられた)時は中止する。
【記述回答】
下記の中から最も近いものを選んでください。
・一般的に注意すべきサインを知っている
・一般論に加えてこの患者に特徴的なサインを知っている
・どのようなサインがあるかわからない</td></tr>
</table>

<table>
<tr><th>大項目</th><th>中項目</th><th>小項目</th><th>中項目</th></tr>
<tr><td rowspan="4">インシデントを防ぐ</td><td rowspan="2">6.2.
看護師は自らの判断で，必要に応じて指示の確認をする</td><td>6.2.1.
医師の指示内容が患者の状態に合っていないときは確認する</td><td>＊＊さんに限らず，医師の指示内容が患者の状態にあっていないと思ったとき，あなたはどう判断し，何を行いましたか？
一般論ではなく患者さんの状況，医師に働きかけた具体的な言葉や内容をお書きください。
【記述回答】

下記の中から最も近いものを選んでください。

・患者の状態と自分の判断を伝え，指示内容の変更を医師に提案した/リーダーを通して医師に提案した
・患者の状態を伝え，指示内容があっていないことを伝えた
・患者の状態は伝えていないが，指示内容の検討を依頼/提案した
・あっていないと思ったが，なにもしなかった</td></tr>
<tr><td>6.2.2.
患者ケアについて不確かなことは確認する</td><td>＊＊さんに限らず患者さんに行う医療処置やケアが不確かなとき，あなたはどうしましたか？
下記の中から最も近いものを選んでください。

・自分が行う医療処置やケアについて不確かなときは必ず確認した上で対応した
・不確かなときは確認するが，確認しないときもあった
・不確かなときに，確認できないことが多かった
・医師の指示は，確認することはほとんどない</td></tr>
<tr><td rowspan="2">6.3.
基準や手順を守り安全に処置をする</td><td>6.3.1.
安全に関する基準をもとに処置が行われている(感染防止基準や事故防止基準)</td><td>看護ケアは，感染防止基準や安全基準に基づいて実施していますか？
下記の中から最も近いものを選んでください。

・基準があり，徹底して実施している。
・基準はあるが，徹底して実施できないときがある
・基準はあるが，たびたび実施できないときがある
・基準は使っていない
・基準を知らない</td></tr>
<tr><td>6.3.2.
基準の修正を行う</td><td>病棟内の基準や手順が不適切であることに気づいたらどのように修正しますか？
下記の中から最も近いものを選んでください。

・速やかに話し合い，修正している
・定期的に話し合い，修正している
・不適切であることに気づいても修正することは難しい
・統一した基準や手順はない</td></tr>
</table>

（つづく）

大項目	中項目	小項目	中項目
インシデントを防ぐ	6.3. 基準や手順を守り安全に処置をする	6.3.3. 手順通りに行う	今日，＊＊さんに行った検査，処置の看護ケアは手順どおりに行いましたか？ ・手順どおりに行った ・根拠があって手順を変更した ・変更の必要があったが手順どおりに行った ・手順の一部を省いた ・手順どおりではないが，いつものやり方で行った ・統一した手順はないため，自分のやり方で行った

アウトカム評価項目一覧

大項目	アウトカム評価　質問項目と評価尺度
患者への接近	看護師はあなたの希望を確認しないことがあった ・よくあった ・しばしばあった ・まれにあった ・まったくなかった
	私の身体の状態をよく知らない看護師がいた ・多くいた ・しばしばいた ・まれにいた ・まったくいなかった
内なる力を強める	わからないことは気兼ねなく看護師に質問ができた ・いつもできた ・できないときがあった ・できないときが多かった ・まったくできなかった
	納得して，治療・看護が受けられた ・いつも納得して受けた ・だいたい納得して受けた ・納得しないで受けたときが多かった ・いつも納得できずに受けていた
家族の絆を強める	ご家族(大切な方)への看護師の対応に満足できた ・とても満足できた ・ほぼ満足できた ・満足できないことが多かった ・不満だった
	面会の際，気兼ねなくご家族と一緒にいられた ・いつもそうだった ・だいたいそうだった ・そうでないときが多かった ・まったくそうではなかった

大項目	アウトカム評価　質問項目と評価尺度
直接ケア	自分でできないときに，看護師は上手に世話をしてくれた （身体を拭く，トイレの世話など） ・いつも上手だった ・だいたい上手だった ・上手でないときがあった ・まったく上手ではなかった
	痛みがあった時やつらい時の看護師の対応に満足できた ・とても満足できた ・ほぼ満足できた ・あまり満足できなかった ・不満だった
	看護師から大切にされていたと思う ・とてもそう思う ・だいたいそう思う ・そう思えないときが多かった ・まったく思えない
場をつくる	伝えて欲しいことをひとりの看護師に言えば，ほかの看護師にも伝わった ・いつも伝わっていた ・だいたい伝わっていた ・伝わらないことが多かった ・まったく伝わらなかった
	看護師に言えば，必要なことは医師に伝わっていた ・いつも伝わっていた ・だいたい伝わっていた ・伝わらないことが多かった ・まったく伝わらなかった

大項目	アウトカム評価　質問項目と評価尺度
インシデントを防ぐ	看護師がいることで，安心して検査や治療が受けられた ・いつも安心できた ・だいたい安心できた ・安心できないことが多かった ・いつも安心できなかった
	安心して世話を受けられない看護師がいた ・多くいた ・しばしばいた ・まれにいた ・まったくいなかった
総合	全体として，入院中の看護師の対応に満足できた ・とても満足できた ・ほぼ満足できた ・満足できないことが多かった ・不満だった

患者満足度調査

入院中の看護に関するアンケート

ただいま当病棟では，看護ケアの質評価・改善システムを用いて，看護ケアの質を評価しております。つきましては，入院中にあなたが受けた看護ケアについての評価をお願い致します。

ご協力いただける場合は，この用紙にご回答のうえ，封入し，病棟内に設置してありますアンケート回収箱へ投函していただきますようお願い申し上げます。

質問は 14 項目あります。質問ごとに該当する番号に○をつけてください。このアンケートへのご協力は自由意思です。ご回答により個人が特定されることはありません。

不都合やご質問がありましたら，看護師長もしくは，裏面の担当者宛にご連絡ください。

質問 1　看護師がいることで，安心して検査や治療が受けられた
1. いつも安心できた
2. だいたい安心できた
3. 安心できないことが多かった
4. いつも安心できなかった

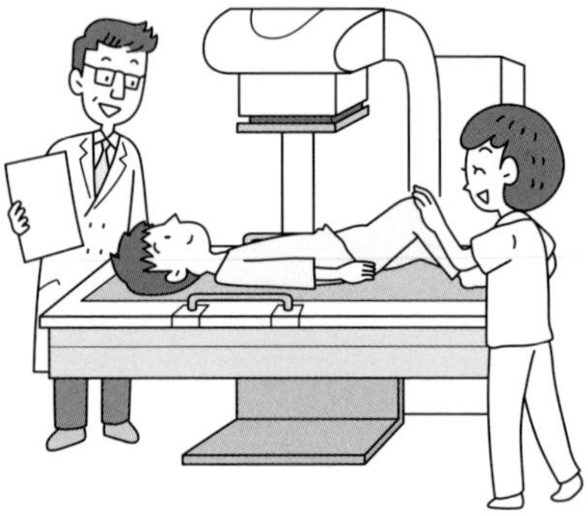

質問 2　安心して世話を受けられない看護師がいた
1. 多くいた
2. しばしばいた
3. まれにいた
4. まったくいなかった

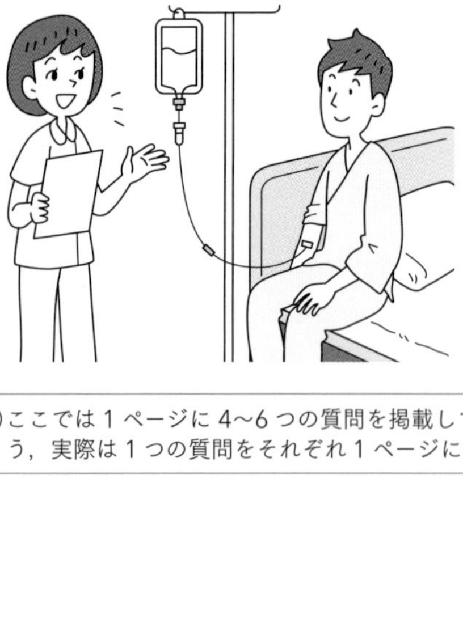

質問 3　看護師はあなたの希望を確認しないことがあった
1. よくあった
2. しばしばあった
3. まれにあった
4. まったくなかった

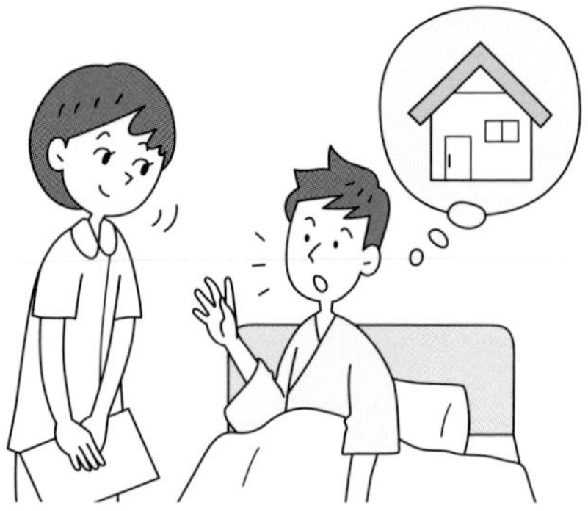

質問 4　自分でできないときに，看護師は上手に世話をしてくれた(身体を拭く，トイレの世話など)
1. いつも上手だった
2. だいたい上手だった
3. 上手でないときがあった
4. まったく上手ではなかった

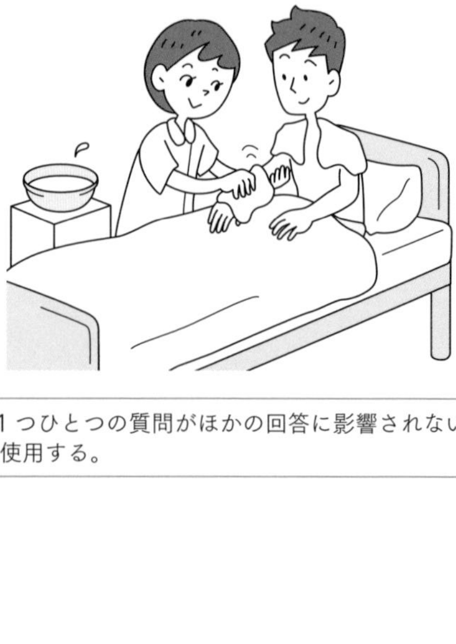

注)ここでは 1 ページに 4～6 つの質問を掲載しているが，1 つひとつの質問がほかの回答に影響されないよう，実際は 1 つの質問をそれぞれ 1 ページに独立させて使用する。

質問 5　わからないことは気兼ねなく看護師に質問ができた
1. いつもできた
2. できないときがあった
3. できないときが多かった
4. まったくできなかった

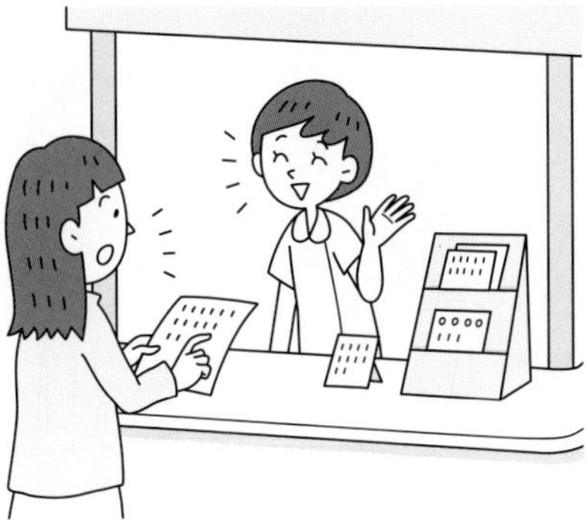

質問 6　痛みがあった時やつらい時の看護師の対応に満足できた
1. とても満足できた
2. ほぼ満足できた
3. あまり満足できなかった
4. 不満だった

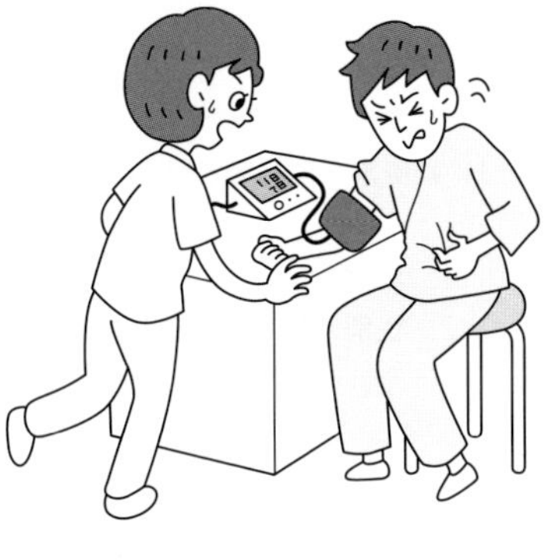

質問 7　私の身体の状態をよく知らない看護師がいた
1. 多くいた
2. しばしばいた
3. まれにいた
4. まったくいなかった

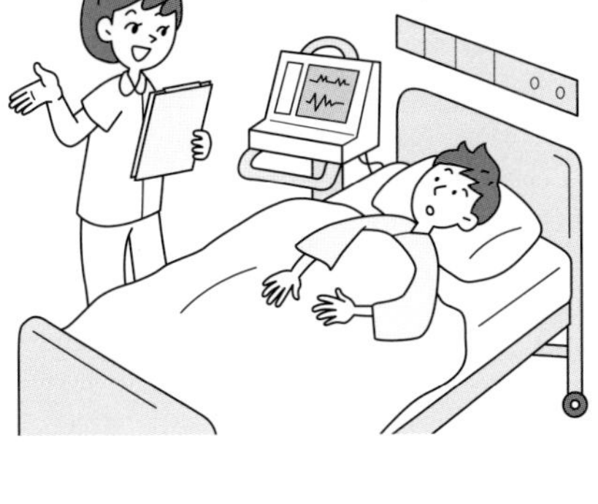

質問 8　看護師から大切にされていたと思う
1. とてもそう思う
2. だいたいそう思う
3. そう思えないときが多かった
4. まったく思えない

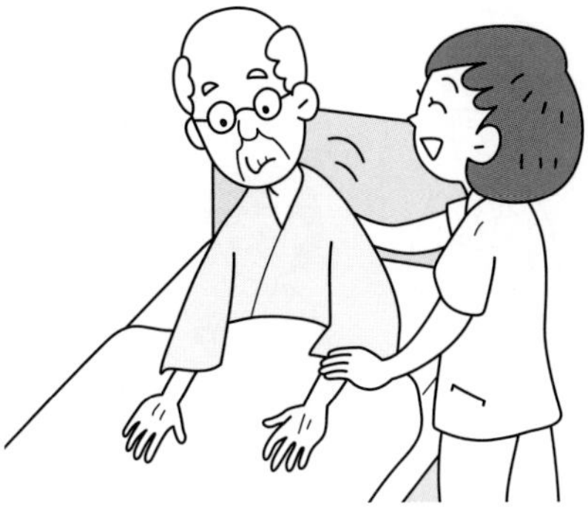

質問 9　納得して，治療・看護が受けられた
1. いつも納得して受けた
2. だいたい納得して受けた
3. 納得しないで受けたときが多かった
4. いつも納得できずに受けていた

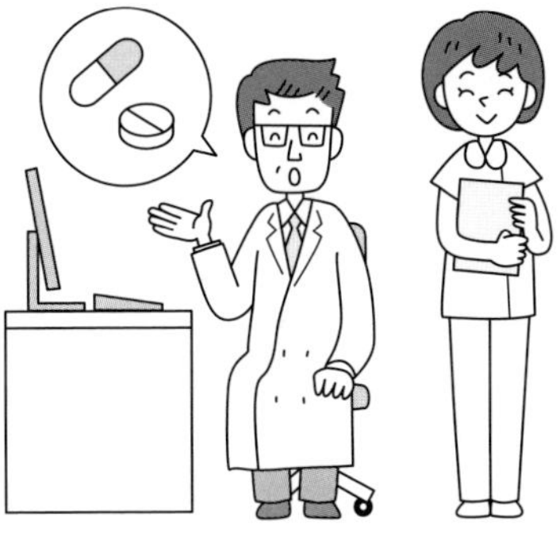

質問 10　伝えて欲しいことを1人の看護師に言えば，ほかの看護師にも伝わった
1. いつも伝わっていた
2. だいたい伝わっていた
3. 伝わらないことが多かった
4. まったく伝わらなかった

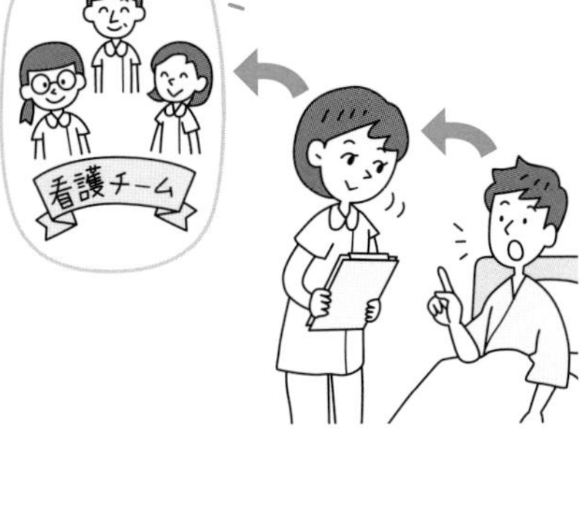

質問 11　看護師に言えば，必要なことは医師に伝わっていた
1．いつも伝わっていた
2．だいたい伝わっていた
3．伝わらないことが多かった
4．まったく伝わらなかった

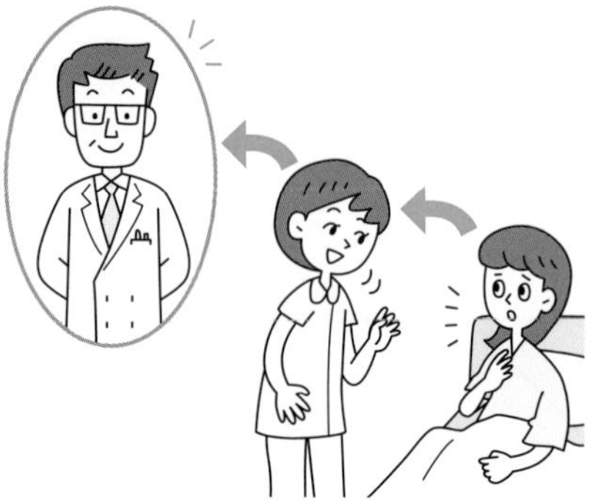

質問 12　面会の際，気兼ねなくご家族と一緒にいられた
1．いつもそうだった
2．だいたいそうだった
3．そうでないときが多かった
4．まったくそうではなかった

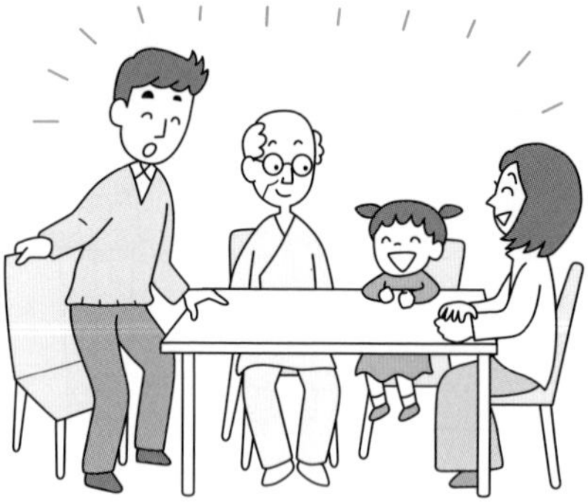

質問 13　ご家族(大切な方)への看護師の対応に満足できた
1．とても満足できた
2．ほぼ満足できた
3．満足できないことが多かった
4．不満だった

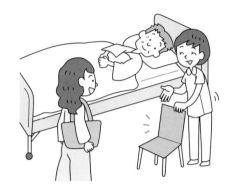

質問 14　全体として，入院中の看護師の対応に満足できた
1．とても満足できた
2．ほぼ満足できた
3．満足できないことが多かった
4．不満だった

最後にあなたご自身のことについてお尋ねします。
(　　　)に数値または○をご記入ください

1．**年齢**　(　　　　)歳
2．**性別**　(　男性・女性・無回答　)
3．今回の**入院期間**　(　約　　　　日)

＊＊＊ご協力ありがとうございました＊＊＊＊

※この調査に関するご質問，お問い合わせは，
下記のところまでお願いいたします。

一般社団法人　日本看護質評価改善機構
連絡先　　(担当)　●●●●●●●

インシデント発生件数チェック票 施設・病棟名

開始月日 月　日	1 日目	2 日目	3 日目	4 日目	5 日目	6 日目	7 日目	8 日目	9 日目	10 日目	11 日目	12 日目	13 日目	14 日目	15 日目	16 日目	17 日目	18 日目	19 日目	20 日目	21 日目	22 日目	23 日目	24 日目	25 日目	26 日目	27 日目	28 日目	29 日目	30 日目
転倒(件)																														
転落(件)																														
褥瘡(個)																														
院内感染																														
誤薬																														
当日の 在院 患者総数																														

	31 日目	32 日目	33 日目	34 日目	35 日目	36 日目	37 日目	38 日目	39 日目	40 日目	41 日目	42 日目	43 日目	44 日目	45 日目	46 日目	47 日目	48 日目	49 日目	50 日目	51 日目	52 日目	53 日目	54 日目	55 日目	56 日目	57 日目	58 日目	59 日目	60 日目	合計
転倒(件)																															
転落(件)																															
褥瘡(個)																															
院内感染																															
誤薬																															
当日の 在院 患者総数																															

＊ 構造評価の最後の入力欄には，それぞれの項目の 60 日間分の合計値を入力してください。

『転倒』・『転落』について

＊転倒とは，段差のないところで，転ぶこと。転ぶ速度は問わない。

＊転落とは，段差のあるところから，落ちること。落ちる速度は問わない。

定義：事故の大小にかかわらず，また看護職の介助や家族の付き添いの有無にかかわらず，病棟内で起きた転倒・転落の全例をいう。検査等でやむをえず病棟を離れた場合の転倒・転落も含む。

カウント方法：看護師が把握した全てのケースをカウントする。

『褥瘡』について

定義：**持続する発赤(改訂 DESIGN-R® 2020, d1)**の状態で，褥瘡形成とする。

カウント方法：入院中にできた褥瘡をカウントする。たとえば，入院前よりある褥瘡はカウントしないが，同一患者が入院中に新たに褥瘡を生じた場合はカウントする。

また同一患者の場合，新たな褥瘡が3か所あれば，「3」とする。

『院内感染発生』について

定義：入院48時間(3日目)以降に，原疾患とは別に患者に発症した感染症。

カウント方法：入院時に発症していた感染症は含まない。対象は，**患者のみ**とし，病原菌の検出があったものとする。

『誤薬』について

定義：患者に与薬されるべき薬剤と異なる薬剤・量・経路で与薬されたこと，および与薬されるべき薬剤・量が与薬されなかったこと。点滴，内服，外用薬を問わない。

カウント方法：当該病棟に入院中の患者に対する与薬のうち，**看護師が関与した**誤薬(患者間違い，薬剤の間違い，量の間違い，与薬時間の間違い，与薬経路の間違い)の件数をカウントする。「与薬されるべき薬剤・量が与薬されなかった」とは，予定時間の次に与薬する予定の時間まで与薬されなかったことをいう。

＊誤薬の患者への身体的な影響の程度は問わない。

＊与薬される前に誤りに気づき，事前に誤薬を回避できたものは含まない。

『当日の入院患者のべ総数』について

算出方法：前日の最終在院患者数＋当日の入院患者数(退院患者はマイナスしない)

注意！(回答終了の前に)

各インシデントの件数と毎日の在院患者総数の60日間の合計を構造入力の最後に入力してください。

おわりに

1993年から5年にわたる指標と評価方法の開発，それに続く自己評価方法の開発，Webシステムの構築を経て，2005年から多くの病棟にご参加いただき，評価結果をお返ししてきました。評価結果に対するフィードバックも時々いただき，「(実際に見に来ているわけではないのに)おおむね病棟の状況を正確に評価している」という評価をいただいています。Webシステムによる自己評価に切り替える前は，2〜3名の評価者が実際に病棟に出向き，看護師さんが痛みのある患者さんの保清ケアをする場面を観察して得点をつけ，実際に看護基準を見せてもらって，必要な項目が書かれているかを確認して得点をつけるといったことを行っていました。実際に病棟にお邪魔すると生の声で多くの情報が得られ，評価も正確になると思いますが，マンパワーには限界があり，評価病棟数を増やすことはできません。一方で，一定の評価件数がないと，基準となる点数やその分布もわからないので，皆さんにおおまかな基準を示すこともできません。Web評価に踏み切ったのはそういう背景がありました。

皆様のご協力で，16年にわたり評価システムを運営することができ，中核病院が中心ではありますが，日本の，いわゆる「病棟の看護」がどのような状況なのか，ある程度見えてきたという感触があります。そして16年間，評価をしてきて感じるのは，看護ケアの質を測る6領域(患者への接近，内なる力を強める，家族の絆を強める，直接ケア，場をつくる，インシデントを防ぐ)はかなり普遍的な看護の質の柱なのではないかということです。時代が進み，デジタル化，デバイスの開発，新技術の医療への導入など，医療現場には大きな変化が起きていますが，6つの領域以外の評価領域を創設する必要性にまでは至っていないことは，驚くべきことです。

また，求めがあれば，受審病棟に実際にお邪魔して，じかに評価結果をご説明し，質改善のご相談に応じることも行ってきました。私たちの評価結果を1つのエビデンスとして病院管理部に示し，改善企画によって予算を獲得するなどの看護部の動きも見せていただきました。この評価ツールが実質的な現場の動きにつながっていることは，私たちの喜びです。

そして，病棟の看護師が質改善に努力しているのに呼応して，私たち機構も評価ツールの改善を行います。これまでも電子カルテの普及などに応じて，紙カルテを前提にしていた質問項目を変更し，天井効果のある尺度を変えるなどの調整は行ってきましたが，受審病棟からのフィードバックを得て評価者と評価対象者がともに作っていくシステムでありたいと思っています。今回，本書では，かなり詳細に評価の仕組みを記述しましたので，是非，受審してみて，または受審しなくても自分たちで使ってみることができますので，ご意見をいただければと思います。

現在，経済学や人工知能（AI）の研究者が共同研究者として参入し，看護の質と医療経済との関係や，看護師が記入した文章から質の高さをAIを使って読み取る仕組みを検討しています。看護師の質改善を支援できるように，ますます進化していきたいと思います。

そして最後に，1993年から5年間「看護ケアの質の評価基準に関する研究」で看護の質を評価する中核部分を研究的に導いてこられた片田範子先生，それに先行して看護の質保証の研究を日本で初めて始動され，政策的にも看護の質評価の研究を推進してこられた南裕子先生の業績に感謝します。お二人の先生方の先見性によって，看護QIシステムが誕生しました。片田先生と南先生は，現在，日本看護質評価改善機構の監事として，活動を支えてくださっています。

2022年6月

一般社団法人 日本看護質評価改善機構　副代表理事

内布敦子

評価のお申し込みは，一般社団法人 日本看護質評価改善機構のWebサイト（http://www.nursing-qi.com/index.html）よりお願いいたします。お申し込みは，毎年5～7月に行い，実際の入力は11月ごろまでの2か月間で行います。

索引 INDEX

数字・欧文

和文

き

く

け

こ

さ

し